三／高／症／调／治／养／护／手／册

高血压调治养护手册

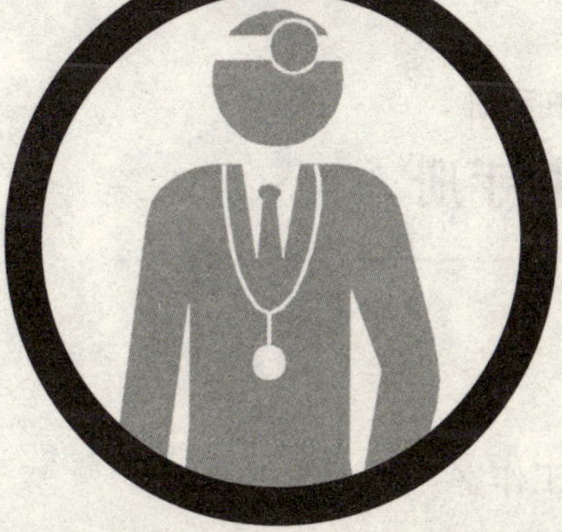

中国中医科学院专家 梁峻◎主编

“书不在深，有用就行”，本书浅显易懂、内容新颖、系统详实，适合广大患者朋友，尤其是在家调养的患者阅读，在此谨祝你和你的家人更加健康！

最新实用版

中医古籍出版社

图书在版编目（CIP）数据

“三高症”调治养护手册/梁峻主编. —北京：中医古籍出版社，2008

ISBN 978-7-80174-576-7

Ⅰ. 三...　Ⅱ. 梁...　Ⅲ. ①高血压-防治-手册②高血糖病-防治-手册③高血脂症-防治-手册　Ⅳ. R544.1-62 R589-62

中国版本图书馆 CIP 数据核字（2007）第 202072 号

“三高症”调治养护手册

高血压调治养护手册

主　　编：梁　峻
责任编辑：郑　蓉
封面设计：创品牌工作室
出版发行：中医古籍出版社
社　　址：北京东直门内南小街 16 号（100700）
印　　刷：北京四季青印刷厂
开　　本：787×1092 毫米　1/16
印　　张：57
字　　数：876 千字
版　　次：2008 年 2 月第一版　2008 年 2 月第一次印刷
印　　数：0001-3000 册
ISBN 978-7-80174-576-7
定　　价：100.00 元（全四册）

前言

健康平安是每个人的心愿，同时也是家人对你的挂念。然而，我们生活在物质文明高度发达的今天，容易被日常工作所累，容易被美食美味诱惑，容易被俗事纷扰，容易在忙碌中淡化健康意识。我们夜以继日地超负荷这样运转，没有空闲锻炼身体，没有时间可以缓压，许多疾病乘虚而入也就在所难免，高血压病就是一例。

我们知道，高血压病是一种现代生活流行病，由于物质文明和生活水平的高度发展，高血压病正呈现逐渐上升的趋势，并且日趋年轻化。据统计，全国现有 1.6 亿高血压病患者，据专家介绍，患了高血压病如果不及时治疗，持续 13 年以后，就会发生中风、急性心肌梗塞等疾病，引起残疾甚至死亡。所以，高血压病在所有心脑血管疾病的死亡率中，位居第一。

看着这些触目惊心的数字，我们难免感到惧怕。事实上，高血压病并不可怕，可怕的是患上高血压病以后，对于高血压病一无所知，仍然不能科学地去认识、对待、防治高血压病，这是医学界对新世纪的公民基本要求。值得提醒的是，现代社会治病、强身、健体已经不仅仅是医务工作人员的职责，而是全社会公民都应该积极去了解、去配合、去防治、去战胜疾病的一种责任。只有患者朋友

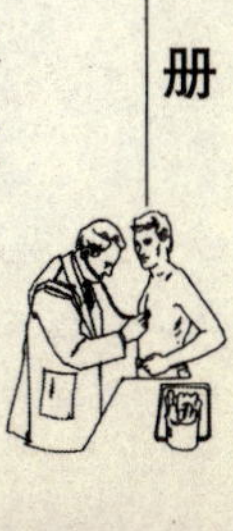

意识到这些，才能够结合自己的实际情况，配合医务人员，驱除病魔的侵袭，呵护自己的身体，才能有效地保障你和家人的生活质量和生命跨度！

为了解决患者以及家人对高血压病的未知，为了满足广大朋友对健康的需求，编写了《高血压病调治养护手册》，旨在引导患者，从高血压病的调、治、养、护四个方面入手，使患者切实掌握最实用的治病、防病知识，如本书中介绍的疾病防治的常识、饮食、起居、运动、心理、护理、用药的方方面面，只要患者能够结合自己的实际，相信一定会有所帮助。

“书不在深，有用就行”，本书浅显易懂、内容新颖、系统翔实，适合广大患者朋友，尤其是在家调养的患者阅读。在此谨祝你和你的家人更加健康！

目录

知识储藏——走进无声杀手高血压

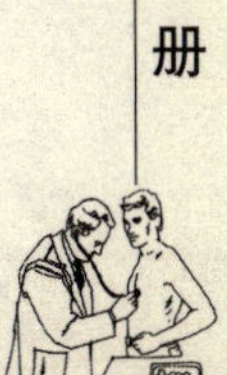

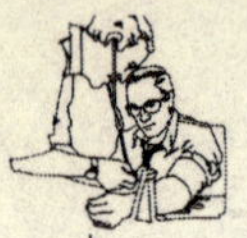

生活起居——于衣食住行中保平安

运动疗法——捕捉运动的疗养细节

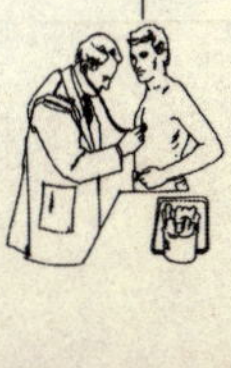

心理调控——与患者心灵亲密对话

护理学问——日常养护方方面面谈

家庭药学——轻松降压用药百宝箱

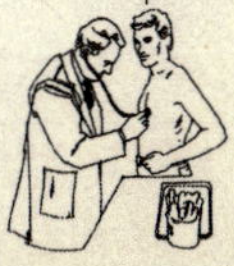

知识储藏　走进无声杀手高血压

据卫生部报告：我国已有高血压患者1.65亿，更严重的是每天还在增加数以万计新的“三高”患者。同时，高血压病极易引发可怕的并发症，如脑中风、脑溢血、心脏病等，因此它就像一颗安放在我们身体里的“定时炸弹”，时刻威胁着我们的健康，甚至生命。

对高血压这样的生活方式病来说，掌握一些关于高血压的基础知识、基本类型、并发症的防治等常识，不论是预防高血压病，还是治疗高血压都是十分有益的。只有科学而全面地储备一些关于高血压病的基础知识，才是保证健康或控制病情的首选之策。

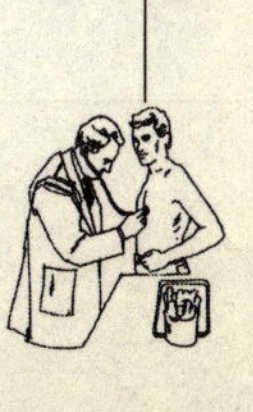

血液的压力——血压

血压是一个被人们经常提到的名词，那么你知道血压的确切概念吗？血压就是指血管的血液对于单位面积血管壁的侧压力。由于血管分动脉、静脉和毛细血管，所以，通常又有动脉血压、静脉血压和毛细血管压。通常我们所说的“血压”指的是动脉血压，实际上指的是上臂肱动脉即胳臂窝血管的血压测定，是对大动脉血压的间接测定。当人体的血管扩张时，血压下降；血管收缩时，血压下降。

通常，影响血压的因素主要有以下三个方面：

1. 增减血容量。

2. 血管的收缩和扩张。

3. 心肌的收缩力。

与血压紧密相连的两个专业术语是：收缩压和舒张压。

收缩压：心室收缩时，主动脉压急剧升高，在收缩期的中期达到最高值，这时的动脉血压值称为收缩压，也称为“高压”。

舒张压：心室舒张时，主动脉压下降，在心舒末期动脉血压的最低值称为舒张压，也称为“低压”。

通常情况下，人体正常的血压是：收缩压<130 毫米汞柱，舒张压<85 毫米汞柱。理想的血压是：收缩压<120 毫米汞柱，舒张压<80 毫米汞柱。

血压的正常高限或高血压的前期：收缩压在 130~139 毫米汞柱，舒张压在 85~89 毫米汞柱。

❖特别关注❖

与高血压有关的术语，除了上述之外，最主要的还有：

临界高血压：收缩压在 140～160 毫米汞柱，舒张压在 90～95 毫米汞柱。

偶测血压：被测者在没有任何准备的情况下测得的血压。

同时，表示血压的单位常用的有两个：

1. 千帕斯卡（KPa），通常用于表示血压的数值。

2. 毫米汞柱（mmHg），人们用水银血压计来测量血压时用水银柱的高度“毫米汞柱”来表示血压的水平。

通常这两个单位之间的换算公式是：

1 毫米汞柱 =0.133 千帕斯卡

1 千帕斯卡 =7.5 毫米汞柱

要了解血压的常见水平

测量血压后，如果发现高压高于 140 毫米汞柱或是低压高于 90 毫米汞柱，就可确诊患有高血压病。由于血压有一定的波动性，高血压的诊断不能以 1 次偶测血压为标准，至少应在不同时间重复测量 3 次。如果在安静状态下，3 次血压均高于正常范围者，方能确认。对偶测血压超出正常范围者，则宜定期测量，以进一步确认。高血压病的症状很多，一般早期常见的有头痛、头晕、头胀、心悸、失眠、耳鸣、眼花、肢体麻木、容易疲劳、无力、烦躁、健忘、注意力不集中、头重脚轻等。这些症状多为高级神经功能失调所致。

需要强调的是，降压治疗不仅仅是使血压降低，更重要的是预防和控制高血压的危害，提高患者的生活质量。目前，一般认为高

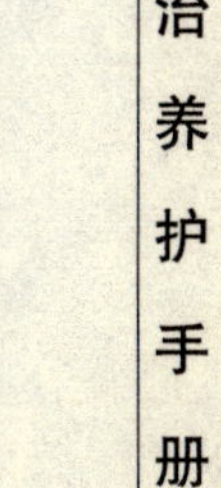

血压病一经确诊，则应尽量控制血压在正常范围内。年轻的、轻度的患者以血压控制在135/85毫米汞柱以下为宜，老年高血压患者在140/90毫米汞柱以下为宜；单纯收缩压升高者也应将收缩压控制在140毫米汞柱以下。常用的理想降压药物只降高血压，在长期治疗过程中，只要能够找到合适的剂量，是不会把已经降到正常的血压继续降到过低的。

三"严"良语

正常人血压小范围波动属正常

血压的升高不但与心脏功能、血管阻力和血容量等因素密切相关，而且还受到神经、体液等因素的影响，年龄、季节、气候和职业的不同，血压值也不同，运动、吃饭、情绪变化、大便、性爱等均会导致血压的升高，而休息、睡眠时则会使血压下降。所以，一般情况下，人体的血压每日波动在20～30毫米汞柱范围内，是正常的。

人体血压为什么会升高

人体血压的升高与降低，受体内多种调节因素的影响和控制，人体血压的调节主要受神经和体液因素的影响。

1. **神经调节**

心脏的神经支配

心脏和四肢肌肉一样，是有神经支配的。如交感神经的心交感神经和副交感神经的迷走神经，心交感神经兴奋时，其末梢释放一种叫去甲肾上腺素的血管活性物质，这种物质作用于心肌细胞膜上的肾上腺素能β受体导致心率加快，心肌收缩力增强，心输出量增加。血管收缩，血压升高；副交感神经兴奋时，其末梢释放一种叫乙酰胆碱的活胜物质，这种物质作用于心肌细胞膜上的M受体并导致心率减慢，心肌收缩力减弱心输出量减少，血管扩张，血压下降。

压力感受器机制

神经系统对心血管活动的调节是通过各种反射来实现的，在颈动脉窦和主动脉弓的血管壁外膜上有丰富的感觉神经末梢，当动脉血压由低逐渐升高时，感觉末梢受压力影响兴奋增加而发放神经冲动，经传入神经到达心血管中枢，改变心血管中枢的活动，使降低反射的活动增强，通过传出神经纤维影响心脏和血管的活动，使心脏收缩减弱，血管扩张，外周阻力下降，血压下降，而保持动脉压在一定的水平。相反的过程，血压升高。

化学感受器系统

在颈动脉窦和主动脉附近存着化学受体，对血液中的氧和二氧化碳含量极为敏感。在机体缺氧状态下，化学感受器受到刺激后，反射性地引起呼吸加速，外周血管收缩，血压上升。但当血压下降时，感受器受到刺激，它们可发出信号通过血管舒缩中枢和自主神经系统，以调节动脉血压使之恢复正常。

2. 体液调节

体液调节是血液和组织液的一些化学物质对血管平滑肌活动的调节作用。儿茶酚胺（肾上腺素、去甲肾上腺素等）、肾素—血管紧张素、抗利尿激素等，具有收缩血管作用，可使血压升高。循环血液中的肾上腺素和去甲肾上腺素主要来自肾上腺髓质。对心脏的作用是使心率加快，心肌收缩力加强，心输出量增加，血压上升。肾素是肾脏分泌的一种激素，可水解血浆中的血管紧张素原，成为血管紧张素Ⅰ。后者在转换酶的作用下，变成血管紧张素Ⅱ，它可使全身细小动脉收缩，促使肾上腺皮质醛固酮释放增加，钠和水在体内潴留，血容量增加，血压升高。

抗利尿激素由下丘脑和上核的神经元组成，贮存于垂体后叶，进入血液后可使血管平滑肌收缩，外周阻力增加，血压升高。而缓

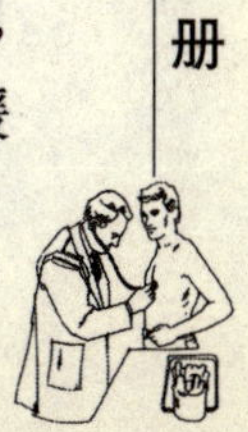

激肽、前列腺素 E、心房肽则具有扩张血管、降低血管外周阻力的作用。缓激肽的前身是血管舒张素，二者均有强烈的舒血管作用，使血管扩张，血压下降。前列腺素 E 能扩张血管，增加器官血流量，降低外周阻力降低血压。心房肽是一种心脏内分泌激素，它存在于心房肌纤维内，当心房内压增高时，可分泌心房肽。它可提高肾小球滤过率，增加钠的排出，抑制肾素、醛固酮的分泌，从而调整循环血量和血管系统容量的比例，起到降低血压的作用。

【专家出诊】

Q：高血压和高血压病相同吗？

A：高血压只是一个症状，不能算是一种独立的疾病。高血压病是一种独立的疾病，约占高血压患者的占 95%。原发性高血压只有积极治疗高血压，才能有效地防止并发症，而继发性高血压首先是治疗原发病，才能有效地控制高血压发展，仅用降压药控制血压是很难见效的。所以，遇到血压过高的人，必须排除其他疾病所致的高血压，才能说他患有高血压病。

高血压病严重危害人们健康

高血压病是动脉硬化发展过程中主要的风险因素之一，它与高胆固醇、吸烟、肥胖、糖尿病一起，成为现代人类的主要健康隐患。目前，高血压已成为威胁人体生命的第一号隐性杀手。长期的血压升高能导致人体的心、脑、肾等重要脏器官产生严重的、危及生命或招致残疾的并发症，是引起冠心病、心肌梗死、脑中风和肾功能衰竭的主要原因。尤其是随着社会环境的变化，不良生活习惯和工作压力增大更加导致了高血压病的增多，并且由此引发的并发症，严重威胁着人们的健康，换句话说，高血压会增加人们过早死亡的危险因素。

有人估计，我国有上亿人患有高血压病，发病率已达11.88%以上，并且有上升趋势，还有不断向年轻人扩散的态势。然而，不管是城市，还是乡村，普遍存在着对高血压病的防治、调养知识缺乏的问题。全国高血压抽样调查发现：目前高血压的发病率为11.88%，而知晓率仅为27%，治疗率为27%，控制率为3%。因此，人们要高度重视高血压病的预防与治疗知识，以防高血压严重危害人们的健康。

三“严”良语

不可轻视的早期症状

大多数高血压病患者在早期会感觉到头痛，但是，因为引起头痛的原因太多了，最常见的如过度疲劳、感冒、过度饮酒、睡眠不足等，而且又很容易消失，所以这一症状常常被忽视。随着时间的推移，等到更严重的症状出现时，高血压实际已经很严重了。因此高血压早期症状是不可轻视的。

高血压加速人脑老化

德国科学家研究发现，高血压会使人脑正常的老化过程变快，因而高血压患者患阿尔茨海默氏症的风险比普通人可能要高。

当人步入中年时，大脑神经细胞减少，重量减轻，开始自然萎缩。德国马普学会教育研究所乌尔曼·林登贝格尔教授及同事共挑选了72名年龄在20至70岁之间的成年人作为研究对象，其中部分人患有高血压。

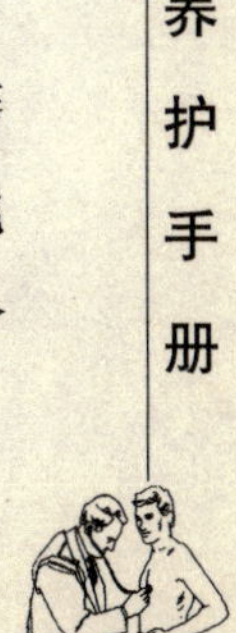

研究人员通过核自旋X射线断层摄影装置观察发现，在所研究的人脑12个区域中有11个出现了容积缩小现象。而在高血压患者中，与记忆有关的区域如海马区萎缩得尤其厉害，且高血压病史越长，脑萎缩情况越明显。

林登贝格尔指出，高血压比人们认为的更危险，高血压患者患阿尔茨海默氏症的风险可能更大。目前，林登贝格尔正与同事进行第二步实验，研究大脑变化与心理变化之间的关系。

❖特别关注❖

老年人要定期检查血压

越来越多的研究显示，动脉硬化和中风之类的脑血管病变，会增加老年人罹患痴呆症的几率，这可能与输送到脑部的氧气供应受到阻碍有关。所以，老年人应该定期测量血压，检查血液中胆固醇的含量是否正常。

瘦人患高血压有时更危险

俗话说，有钱难买老来瘦。但对于高血压患者来说，并非越瘦越安全。虽然相对来说，肥胖者比瘦人更容易患高血压，但并不意味着瘦人与高血压无缘，也不意味着患高血压后瘦人比胖人出现其他心血管疾病的危险性低。相反，前者的病情发展有时会更严重。

高血压的发病机制比较复杂，并非只有肥胖的人才会患高血压病，尤其是在继发性高血压（肾动脉狭窄、慢性肾炎等引起的高血压）患者中，体型消瘦者并不少见。

瘦人患高血压相比胖人的不利因素有以下几点：

1. 瘦人出现高血压的平均年龄比胖人大，因而其它与年龄相关的并发症，如血管硬化、心脏代偿性肥大等，相对也比较明显。血管硬化使动脉本身的弹性降低，弹性差影响大动脉缓冲血压变化的潜力，也增加血液通过小动脉时受到的阻力。其结果都会助长血压升高，增加降压治疗的难度。

2. 在性情、心理素质方面，瘦人往往在应激反应过程中倾向于急躁、激动。每当人情绪激动、怒发冲冠的时候，血压也会在偏高的基础上再创新高，加重心、脑血管在压力下受伤的机会。

3. 降压治疗方面，常规药物在瘦人身上产生的疗效比胖人差。如果照搬常规，又缺乏对疗效的及时监测，往往会延误病情，加重高血压对动脉内膜的损害。

4. 患高血压的瘦人如果还伴有其它疾病，和患高血压的胖人相比，这些疾病更能助纣为虐，加速心血管病情恶化。风湿性关节炎就是其中一例，它会增加瘦人心脏病发作的机会。

5. 由于瘦人平时觉得自已很安全，因此常会忽视血压测量，甚至出现头痛、头晕等症状时也不会想到去测量一下血压。往往在他们知道自已患高血压病时，病情发展已进入了高血压病的第二期甚至第三期，可能已经发生了心、脑、肾等靶器官的损害。从这个意义上说，瘦人患高血压有时更危险。因此，体型偏瘦的人不应该忽视对自身血压的定期监测。

三"严"良语

瘦人高血压治疗注意事项

在坚持服用降压药的基础上，患高血压的瘦人应适当地加强运动。不少体型偏瘦的人，认为运动的目的只是减肥，既然不胖就没必要锻炼。其实，有研究显示，适当、规律的运动，对瘦人来说，不仅可以增强体质，更重要的是能起到进一步稳定血压、辅助降压的作用。

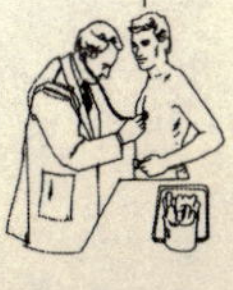

何谓高血压病

高血压病又称为原发性高血压病，是以动脉血压升高，尤其是以舒张压持续升高为特点的全身性慢性血管疾病。凡正常成年人在未服用抗高血压病药物的情况下，收缩压应小于或等于140毫米汞柱，舒张压应小于或等于90毫米汞柱。

如果成年人收缩压大于160毫米汞柱，舒张压大于或等于95毫米汞柱者为高血压。若收缩压在141～159毫米汞柱之间，舒张压在91～94毫米汞柱之间，称临界高血压。

一般来说，在收缩压与舒张压之间，医生比较看重的是收缩压的数据，而非舒张压。年过50岁的中老年人，若收缩压逾140毫米汞柱，其罹患心血管疾病的风险系数，要比舒张压指数显示的风险系数更高。

高血压病是动脉硬化发展过程中主要的风险因素之一，它与高胆固醇、吸烟、肥胖、糖尿病一起，并称为现代人类的主要健康问题。

在我国高血压病已经成为威胁人体生命的第一号隐性杀手。长期的血压升高能够导致心、脑、肾等重要器官产生严重的、危及生命或招致残疾的并发症，是引起冠心病、心肌梗死、脑中风和肾功能衰竭的主要原因。尤其是随着社会环境的变化，不良的生活习惯和工作压力的增大，更导致了高血压病的不断增多，并且日趋年轻化。

有人估计，我国的高血压病患者已经达1.77亿，发病率有11.88%，并且有上升的趋势。因此，对于高血压病的预防和治疗人们应予以高度的重视，以防高血压病这个“无声的杀手”。

❖特别关注❖

高血压常见症状类型

肝阳偏盛：症状主要是头痛，性情烦躁，失眠，口苦干，面红耳赤，舌质边尖红、苔黄，脉弦有力。

肝肾阴虚：这一类病人平素常感头晕眼花、腰酸腿软、心悸、失眠、耳鸣，或精神不振，记忆力减退，舌尖红，苔薄白，脉细弦。

阴阳两虚：病人头晕眼花，心悸气短，失眠多梦，耳鸣，夜尿频，畏寒肢冷。或有阳痿遗精，月经不调，见有舌质淡红、苔薄白或者无苔，脉沉细或结代。

痰火内盛：多见于形体肥胖的人，头胀痛，目赤易怒，面红，寐差，舌红、苔黄腻，脉弦滑。

高血压病的分类

高血压病的分类方法有许多种。根据发病原因可将高血压病分为原发性高血压病和继发性高血压病；按照年龄划分可分为青少年高血压病、老年高血压病等；按发病的急缓程度可分为急进型高血压病和缓进型高血压病。这里按发病的病因，加以解释。

原发性高血压病

该类高血压病占高血压病总患者的80%～90%，是指以血压升高为主要临床表现的一种疾病，通常人们所说的高血压病都指的是原发性高血压病。

原发性高血压病患者多在40～50岁之间，早期患者可能没有任何症状，很大一部分人是在体检时发现。少数患者的早期症状有头痛、头晕眼花、心悸及肢体麻木等症状。晚期高血压病可在上述症

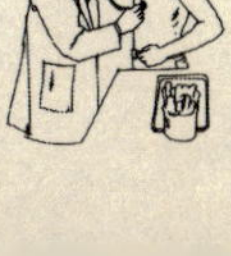

状加重的基础上引起心、脑、肾等身体器官的病变及相应症状，从而发生动脉硬化、脑血管意外、肾病，并易并发冠心病。因此临床上只有排除继发性高血压病后，才可诊断为高血压病。

继发性高血压病

继发性高血压病是指在某些疾病中并发的血压升高，也就是说这时的高血压病仅仅是这些疾病的症状之一，故继发性高血压病又叫症状性高血压病，占所有高血压病患者的10% ~20%。

对于年轻人或体质虚弱的高血压患者，或高血压伴有明显的泌尿系统症状，或在妊娠后期、产后、更年期的高血压病；或伴有全身性疾病的高血压病，均应考虑继发性高血压病。如果引起高血压症状的原发病症能够治好，那么高血压病就可以消失。

值得一提的是，临床上必须排除各种原因引起的继发性高血压病，才能确诊为原发性高血压病。引起继发性高血压病的原因很多，主要为肾脏疾病、内分泌疾病、心血管疾病、颅脑疾病等。大脑皮质功能失调还可以引起交感神经兴奋增强，使肾上腺髓质分泌的肾上腺素和去甲肾上腺素增多。前者提高了心脏的排血量；后者则使全身细小动脉痉挛，又能影响腺垂体（垂体前叶），促使肾上腺皮质激素的分泌，提高血管对肾素—血管紧张素等各升压物质的敏感性而使血压升高。此外，钠离子进入小动脉，引起管腔缩小，阻力增大，也会影响血压。

❖特别关注❖

常见的特殊的高血压名称

假性高血压、肥胖性高血压、体位性高血压、妊娠性高血压、肺性高血压、睡眠呼吸障碍性高血压、高原性高血压、神经解剖源性高血压等。

高血压发病因素

高血压病为何专找你，这需要从高血压病的病因说起。虽有许多专家和学说从不同侧面来阐述其发病机制，但都不能解释所有问题。目前普遍认为，高血压病的形成是由多种因素促发的一个病理过程。高血压病通常主要和以下几种因素关系密切：

遗传因素

遗传是高血压患者的一个重要危险因素，大量的流行病学研究已经从不同的方面和角度证实了高血压病的发病具有明显的家族集聚性。

有关统计资料表明，父母患高血压病者，其子女患高血压的概率明显高于父母血压正常者。父母均有高血压病，子女高血压病发生率为45%；父母仅有一人患有高血压病，子女高血压病的发生率为28%；而父母均无高血压病，其子女高血压病的发生率仅有3%。但是这并不意味着遗传决定了一切，高血压病的发生还与很多后天因素密切有关。如果努力控制高血压病的危险因素，如控制体重，戒烟限酒，积极运动等，高血压病还是可以预防的。

肥胖因素

肥胖与高血压病关系密切。有关统计资料显示，肥胖者的高血压病发病率要比体重正常者高出2~3倍。医学的有关研究也证实，在一个时期内体重增长较快的人群，其血压增高也快，而且还证实肥胖是血压升高的独立危险性因素。减肥之所以能降低血压，在于减重后可使血清胰岛素降低，利于排钠，并能降低血浆去甲肾上腺素及肾上腺素水平，从而使血压降低。

社会或环境因素

许多资料都表明，在天灾或有精神创伤的幸存者中可见到许多

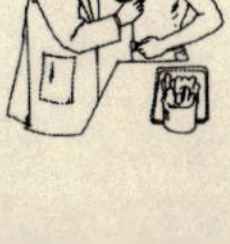

人有急性血压升高的现象。大量研究也证实，高血压病的发生与精神紧张、情绪创伤有一定的关系，而这些因素却是引起神经紧张的主要因素。比如有关资料表明，第二次世界大战期间，被围困在列宁格勒长达三年之久的人，高血压发病率明显上升。生活中我们不难发现，一些易造成过度紧张的精神因素，也容易使人患高血压病。因此，如果要是你受到的压力太大，最好赶快减压，否则高血压病就在不远的前方的等着你。

营养因素

高血压病与营养素的摄入不平衡有关，大多数医学专家和营养师都一致这么认为。最常见的饮食中钠盐含量就是影响血压的主要原因之一。每日食盐量在7~8克以上者得病率高，每日食盐量少于6克（含6克）者与之相比，不易发生高血压。

同时，过量食用脂肪类食物也是引起血压升高的因素之一。临床观察表明，钾能拮抗钠引起的不良作用，能阻止食盐引起的血压升高，对轻症高血压患者还有一定程度的降压作用。营养专家认为，高钙、高镁食物能减少罹患高血压病的危险，补钙、补镁有利于血压的降低。因此，高血压病患者可通过合理饮食，平衡膳食中的营养素供给，达到营养合理调节的目的，这些都能在一定程度上促进血压恢复正常。

年龄因素

高血压病虽然不是中老年人的“专利”，但高血压病与年龄有关却是不争的事实。在生活中可以明显观察到，年龄越大患高血压病的概率越高。医学研究也证实，年龄与高压病的发病率成正比关系。通常，40岁以上的中、老年人发病率高，而且40岁以后发展较快。所以在这里建议：年龄偏大的老年人应定期到医院做检查，以预防高血压病的发生与发展，力争做到科学预防与治疗。

过量吸烟

经常会有吸烟的人疑惑地问：“烟是吸到肺里的，怎么会引发高血压呢?”事实上，香烟中所含的大量有害物质随烟雾吸进肺里，可以迅速地被吸收到血液中，进而作用到心脏、血管和中枢神经系统。美国、英国、芬兰、日本等国家的流行病学调查证实，高血压病的病死率与吸烟呈显著的正比相关，而且对成年以前开始吸烟的人危害程度更高。我国的有关统计资料也一再表明：大量吸烟者比不吸烟者的高血压病发病率要高 3 倍以上。

长期过量饮酒

我们知道，酒本身具有活血化瘀、防治疾病的功效。然而长期过量的饮酒却能成为高血压病的致病因素之一。经医学专家调查，长期过量饮酒的人群，相对不饮酒的人群，高血压病的发病概率明显增高。目前，我国成年男子的饮酒率较高。虽然近年来我国白酒的类型已从高度酒向低度酒发展，但仍有部分人饮用 60 度以上的白酒。

因此，为预防高血压病，最好不要饮酒，已有饮酒习惯的人群要减少饮酒量，每天最好控制在饮低度白酒 50 ~ 100 毫升、啤酒 300 毫升以下。已有高血压病危险倾向的人，如有家族史者和体重超重者，均应坚决戒酒。

性格因素

性格因素能够暴露一个人的好多特征。研究表明，人的性格特点与高血压病关系也非同一般。那些个性过强，容易激动，遇事急躁，难以自抑，过分自负，刻板固执，多疑多虑，个性怪癖或压抑，抱有敌意，具有攻击倾向的人，最容易患高血压病。以上这些极端内向型的个性特征，是高血压病的常见易患因素。

有的科学家把性格分成 A、B 两型。A 型性格为性情急躁，进取和竞争性强，工作专心而休息较少，强制自己为成就奋斗的能力较强。B 型性格的人则性情比较温和，工作不急不躁，缺少很强的竞争性，与 A 型性格刚好相反。医学、心理学的专家研究发现，A 型性格人群是高血压病的高发人群。

与职业有关

“职业病”是一个既时尚又无奈的名词，目前城市人群中，好多职业正在影响人们的身体健康。研究表明，体力活动少、脑力活动紧张、经常有紧迫感的工作者较易患高血压病。有关科学家研究还发现，约60%的高血压病患者，通过脱离紧张的工作环境，休息2周后血压可下降10%以上。

在生活中，知识分子高血压病发病人数明显高于其他人群。那些容易引起精神长期紧张的职业，如汽车司机，高血压病发病率高达11.3%左右，电话员、统计员、会计发病率在10%左右。所以说职业因素对血压的影响不可忽视。这里还要特别提醒：脑力劳动者加强对高血压病的预防很有必要。

除了上述发病的危险因素之外，还有很多学说从不同的角度来说明高血压病的发病机理，主要有交感肾上腺素能系统功能亢进学说、肾源学说、心钠素学说、离子学说等，这些学说都有充分的理论和事实根据，但均有一定的局限性，只能反映高血压病发病机制的某些侧面，而不能全面阐述。这也是高血压病难以治愈的主要原因之一。

三“严”良语

减肥是高血压病的预防和治疗措施之一

如果发现自己患了高血压病，不要只想着机械吃药，还应考虑自身有哪些因素是造成高血压的发病因素。首先，应评价自己是否过于肥胖。已有研究表明，减轻体重能使血压降低，还能在停服或少服降压药后较长期地保持血压在正常范围。超重和肥胖固然有遗传背景，但多数与不合理的生活方式有关。有家庭遗传背景的人，只要注意预防，同样可以避免超重、肥胖以及与之相关的一系列疾病。

高血压病的早期情报收集

通常情况下，在高血压病的早期和中期，病人的表现症状往往不明显甚至无任何症状，常被病人自己和医生忽视。待发现高血压病以后，血管早已硬化，其并发症已经发生，治疗方法只能是降压，然而即使血压得到控制，也不等于彻底治愈。况且高血压病患者约有 1/5 的人无明显症状，仅在偶然测血压或普查身体时发现。早期发现并及时治疗高血压病，对病人的预后会带来极大的好处。因此了解高血压病的早期信号就显得特别重要。

1. 睡觉打鼾

打鼾可能是高血压病的一种早期信号。有科研人员曾做过调查：因严重鼾症住院手术的 102 例，确诊为高血压病者 56 例，其中 42 例先有鼾症，然后血压升高，51 例伴有睡眠憋气现象。以上结果提示，鼾症是高血压的信号，严重鼾症者有相当高的高血压病发病率。所以，经常打鼾者，尤其是伴有睡眠时憋气现象的人，应经常测量血压，以便早期发现高血压病，使其得以及时治疗。

2. 肌体麻木

退休职工李先生，65 岁，患有高血压病十余年。最近他经常感到四肢麻木，老伴以为是受寒让其服用一些治疗风湿的药物，好长时间不见好转。后来女儿伴其到医院检查，医生对其进行检查后，发现其血压明显上升，高达 180 毫米汞柱/100 毫米汞柱，经降压治疗，肢体麻木有了明显的好转。医生告诉李先生，有的高血压病患者血压升高后，可出现手脚麻木，有的手脚感觉像有蚂蚁爬行一样，医学上称蚁走感。高血压病患者的肢体麻木往往是脑中风的先兆。

3. 鼻腔出血

老王今年 68 岁，前些天，他的鼻子突然大量出血，当使用所掌握的止血措施均不见效后，急忙被送往医院。医生检查老张的鼻腔，并测量他的血压，发现血压已高达 180 毫米汞柱/100 毫米汞柱。经过紧急降压，同时进行鼻腔填塞治疗后，老张的血压慢慢降低，鼻出血也随之减少，最后完全停止了。

医生告诉老王，鼻出血的祸首往往是高血压和动脉硬化。医生说，老年人鼻出血有一半是全身性疾病所致，其中包括高血压病。患有高血压病的老年人，血压升高时，鼻腔血管细小，容易破裂出血；又因动脉硬化，血管弹性差，破裂的血管不易自行闭合，所以出血不易止住。

4. 头痛、头晕

头痛、头晕是高血压病最常见的神经系统症状，还可能有颈部板紧感。晨起头痛大多是由高血压直接引起的，头痛部位可以在后脑部、前额部、太阳穴（双侧或单侧）。很多病人的头痛在醒后出现，起床后好转一些，当剧烈运动或情绪紧张及疲劳后又有加重。也可有脑中嗡嗡响、耳鸣等症状，高枕卧位时头痛可以减轻，经降压治疗后头痛一般也可减轻。当出现高血压危象或椎、基底动脉供血不足时，可出现与内耳眩晕症相类似的症状。

5. 耳鸣

高血压病患者容易引起耳鸣。高血压病引起的耳鸣，是由脑压升高所致。与耳性原因产生的耳鸣疾病大不相同。因链霉素等药物中毒所产生的耳鸣，声音像蝉那样，又像笛声那样的高调；而高血压病引起的耳鸣的声音是像水车来回转那样的低沉。

6. 心悸、气短

心悸、气短可能由高血压病引起，因此这时测量血压是必要的。

7. 阳痿

高血压病的病理变化之一是造成小动脉的管腔狭窄，加速动脉硬化的进程。动脉的狭窄可以导致许多器官功能的损害，如脑、肾、心脏等。同理，阴茎的动脉也可以因为血压高而造成狭窄，导致动脉供血不足，从而降低使阴茎勃起的动脉系统功能，导致阳痿的发生。也就是说，男性性欲减退往往有可能是高血压病的早期信号。

【专家出诊】

Q：高血压病鼻出血有什么特点，如何预防？

A：高血压病患者的鼻出血特点是：出血量较大，而且不容易自行停止。所以，高血压病患者应掌握一些鼻出血的自我止血常识。以下是患者进行鼻出血处理的方法：

1. 首先要保持镇静，采取半卧位，不要弯腰或蹲下，否则会使头部血压增高，不利止血。然后用冷毛巾作额部及鼻部冷敷，促进鼻腔黏膜血管收缩而止血，同时，用手指捏紧鼻翼，对鼻腔前部出血者可起到压迫止血的作用。

2. 也可用清洁的纱布条或棉花球堵塞出血的鼻孔。但注意不要蘸上麻黄碱或肾上腺素药物，因为这些药物虽可局部止血，但具有升高血压的作用，会加重高血压病患者的病情。

3. 另外，高血压病患者鼻出血时，如果测量血压比平常血压高，止血的根本办法则应从降低血压着手，可在平时服用降压药物的基础上加服1～2次，具体用药量，应视病情酌量或遵医嘱。

高血压病需要关注的症状

高血压病的临床表现及轻重程度相差很大。某些病人没有自觉症状，即使已发现高血压病的症状，也往往因人、因病情而不同。

高血压病症状与血压升高程度并无一致的关系，这可能与高级神经功能失调有关。有些人血压虽然不太高，症状却很多；而另一些病人血压虽然很高，但症状却不明显。但总的说来，高血压病患者需要特别关注头部和心脏部位的症状。

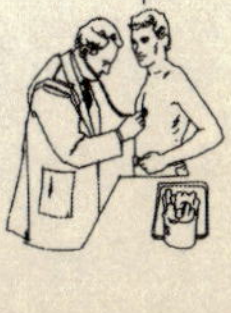

高血压病患者须关注头部症状

头部症状是高血压病的最早症状之一。大多数高血压病患者在血压升高早期，仅有轻微的自觉症状，如头痛、头晕、失眠、耳鸣、烦躁、工作和学习精力不集中并容易出现疲劳等。但随着病情的发展，特别是出现并发症时，上述症状逐渐增多并开始明显，患者会感觉头脑晕沉沉的，身体活动很不自在，甚至出现颈背部肌肉酸痛、紧张感。所以，中老年人如果出现以上头部症状时，一定要想到可能是由于血压过高引起的，应及时治疗。

高血压病患者须关注胸闷心慌

高血压病患者，需要关注的心脑常见症状主要表现为：

当高血压病患者出现心慌、气促、胸闷、心前区疼痛时，表明心脏已受累。

出现夜间尿频、多尿、尿液有所混浊时，表明肾脏可能受累，肾小动脉发生硬化。

如果高血压病患者突然出现神志不清、呼吸深沉不规则、大小便失禁等症状，则很有可能发生脑出血。

如果是逐渐出现一侧肢体活动不便、麻木甚至麻痹，应当怀疑是否有脑血栓的形成。

另外，还常见耳垂出现折痕，毛细血管搏动，桡动脉出现弦脉及下肢间歇性跛行等。

❖特别关注❖

高血压的四个“最”，“三高”、“三低”、“三个误区”

四个最：一是历史最久；二是流行最广；三是隐蔽最深；四是危害最烈。

三高是：患病率高，致残率高，死亡率高。

三低是：知晓率低，服药率低，控制率低。

三个误区：不愿意服药，不难受不服药，不按医嘱服药。

高血压病的3大严重并发症

高血压病的并发症主要指的是大小血管的病变。高血压病患者由于动脉压持续性高压，引发全身小动脉硬化，从而影响组织器官的血液供应，造成各种严重的后果，成为高血压病的并发症。在高血压病的各种并发症中，心、脑、肾是高血压的主要损害对象。

高血压病能引起心脏疾患

由于血压持续升高，左室后负荷增强，心肌张力增加，心肌耗氧随之增加，引起心肌供氧量和需氧量之间平衡失调。合并冠状动脉粥样硬化时，冠状动脉供血不足，心肌供氧减少，会出现心绞痛、心肌梗死、心力衰竭等。持续性的动脉高压，增加了心脏负担，形成代偿性左心室肥厚。高压病并发左心室肥厚时，即形成高血压性心脏病。该病最终导致心力衰竭。

高血压病能引起脑中风

高血压病可以引起脑动脉硬化，最后引起脑卒中，包括脑梗死和脑出血。高血压病并发的脑中风病势凶猛，致死率极高，即使不死，也大多数严重致残，所以脑中风是急性脑血管病中最凶猛的一种。

高血压病患者血压越高，中风的发生率也越高。高血压病患者都有动脉硬化的病理存在，当脑动脉硬化到一定程度时，再加上一时的激动或过度的兴奋，如愤怒、突然事故的发生、剧烈运动等，都会使血压急骤升高，脑血管破裂出血，血液便溢入血管周围的脑组织。此时，病人立即昏迷，倾跌于地，俗称中风。

高血压病能引起肾动脉硬化和尿毒症

高血压病可以引起肾动脉硬化，影响肾功能，甚至会导致尿毒症。高血压病合并肾功能衰竭约占10%。高血压与肾脏之间有着千

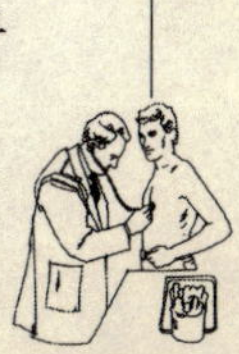

丝万缕的联系，他们关系既密切又复杂。一方面，高血压会引发肾脏的损害，另一方面肾脏的损害又能够加重高血压病。高血压与肾脏损害相互影响，从而形成恶性循环。急骤发展的高血压病可引起广泛的肾小动脉弥散性病变，导致恶性肾小动脉硬化，从而迅速发展成为肾功能衰竭，出现尿毒症。

三“严”良语

提醒广大朋友，凡高血压病患者在过度用力、愤怒、情绪激动的诱因下，会出现头晕、头痛、恶心、麻木、乏力等症状，都要高度警惕有中风的可能。此时，应立即将病人送往医院检查或抢救。

高血压病正在逐步年轻化

据我国的卫生部门统计资料显示，近年来我国成年人高血压病发病率不断上升，已经高达11.88%左右。我国现有高血压病患者已经超过1亿人，每年新增300万人以上，国家用于高血压的医疗费也已经高达366亿元。高血压及其常见并发症脑卒中和心脏病已成为现代社会严重威胁人类健康的“无声杀手”。

值得警惕的是，高血压病不再是成人的“专利”，发病年轻化已是不争的事实。高血压这种所谓的“老年病”，随着社会经济的发展和人们生活方式的改变正在逐步年轻化，现在发现20~30岁的年轻人发病率也明显增高，其中城市白领成为高血压的高发人群。

2006年某科研单位1411人进行体检，参加体检的大多数是40岁以下的年轻人，查出患有高血压病的250人，占17%，心电图异常的306人，占21%。有关医生认为：这可能是由于现代年轻人升学、工作、生存压力增大，竞争也变得比较激烈，他们长期处于紧张的状态下，导致肾上腺素分泌过多，引起血管收缩，最终导致高血压。再加上饮食结构的变化，营养摄入的不均衡以及久坐不动等都是导致高血压病出现年轻化趋势的主要原因，且患病年龄正在向更低龄化不断延伸。同时许多年轻白领没有规律的生活方式，三餐不定，加班熬夜，抽烟喝酒，加上夜生活频繁，饭局多，长期摄入高脂肪、高胆固醇食物过多等，这些因素都是导致高血压患者低龄化的重要因素。

令人担忧的是，众多的年轻高血压病患者对自己的病情了解很少，治疗不够及时。调查还发现，年轻患者对自身疾病的知晓率仅有37.1%，主动去接受治疗的只有23.9%，控制率只有5.7%。由此说明高血压病带给年轻人的危害更不可忽视。

❖特别关注❖

生活中如何预防高血压

1. 注意优化工作环境。
2. 合理饮食，限制摄盐量。
3. 避免体重超标及睡觉打鼾。
4. 调节情绪，远离疾病。
5. 妇女避免长期服用避孕药。

青年人应警惕无症状型高血压

中国高血压联盟的调查统计结果显示，我国在20世纪50至70年代，每年新增高血压患者约有100万人次，其中45岁以下的中青年患者仅占5.8%；可到了20世纪80年代之后，每年新增高血压患者的人数增至300万人次，45岁以下患者占20%左右。在日常的门

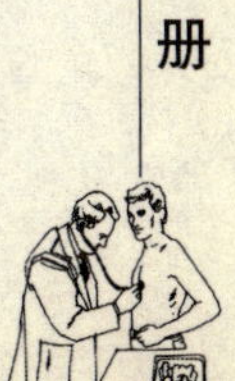

诊中，四五十岁患者约占到30%左右，由此可见，高血压的确有发病年轻化的趋势。

一般来说，高血压患者会出现头晕、烦躁、耳鸣、疲倦、失眠等症状。不过，也有一些患者血压虽高，却不具备上述所说的症状。在青年人群中，这种无症状的高血压潜在危险更大，尤其需要引起警惕。

临床上我们常常发现，有的青年人没啥感觉，舒张压（低压）一量，高得离谱。这很可能属于继发性高血压。所谓继发性高血压，就是在某些疾病过程中继发的血压升高，高血压仅是这种疾病的临床表现之一。数据显示，所有高血压患者中，继发性高血压仅占5%；而在青年患者中，继发性高血压比例则超过30%。

对付继发性高血压，最关键是要找到根源，有的放矢。比如，因内分泌系统疾病继发高血压，光吃降压药肯定没用，只有着手治疗内分泌系统疾病后，高血压才会有所缓解。我们建议，尽早发现血压问题，青年人也有必要知晓自己的血压。如果血压一直偏高，切莫盲目服药，也不要不当一回事，应前往医疗机构彻底检查，对症下药进行治疗。

三“严”良语

青少年要测下肢血压

在正常情况下，同侧下肢的血压比上肢高20~40毫米汞柱。如果下肢血压低于或等于上肢血压，往往提示主动脉或股动脉有动脉硬化、主动脉狭窄或胸腹主动脉型大动脉炎等病变。大动脉炎多发于青少年，因此青少年高血压患者初次就诊时，应注意测量下肢血压。此外，高血压患者一旦感到下肢疼痛、痉挛或冰冷，就应该对上肢血压和下肢血压进行比较。如有异常，患者还需做超声波扫描等检查来确诊。

很多血管疾病，如大动脉炎、纤维化、粥样硬化、狭窄等，局部血压都会有改变，及时掌握四肢血压的变化，有助于判断病变的部位及程度。

原发性高血压的高危人群

我们进行高血压预防时通常要开展人群普查，其目的是筛选出高血压的高危人群，及早进行预防，并对早期发现的高血压患者及时进行治疗。根据流行病学统计，高血压的高危人群是指以下部分人群：

1. 有高血压病家族史者。

据调查，父母患高血压病其子女患高血压病的概率明显高于父母血压正常者。高血压是多基因遗传，同一个家庭中出现多个高血压患者不仅仅是因为他们有相同的生活方式，更重要的是有遗传基因存在。

2. 每天摄入食盐量超过10克者。

食盐摄入多的人容易患高血压病，高钠摄入可使血压升高，而低钠摄入可降低血压。而高钙和高钾饮食可降低高血压的发病率。

3. 食用饱和脂肪酸（如动物脂肪）的人比食用不饱和脂肪酸（如植物油、鱼油）的人易患高血压病。

4. 血清中总胆固醇含量升高到5.72毫摩尔/升或超重及肥胖者。

5. 长期饮酒者高血压病的患病率升高，而且与饮酒量成正比。

6. 从事须高度集中注意力工作、长期精神紧张、长期受噪声等不良刺激者易患高血压病。

7. 吸烟、肥胖者易患高血压病。

8. 有糖尿病者。

9. 长期服用避孕药者。

高危人群应每半年进行一次身体检查，高血压患者应及时进行

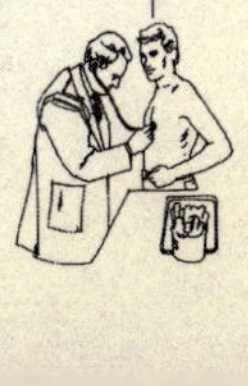

饮食、运动等非药物治疗或抗高血压药物治疗。

❖特别关注❖

历史上，高血压病的最早受害者

三国时，司马懿在从曹爽手里夺回兵权后非常激动和高兴，当时司马懿已经70多岁了，虽然那时还不会测量血压，但脑血管硬化随着年龄的增加是不可避免的。根据现在判断，司马懿可能得的是脑梗塞，所以当司马懿掉下马之后，“口不能言”反能“以手示意”，如果是心肌梗塞病症，恐怕当场就死亡了。

古人把脑血管意外统称为中风，可见高血压患者对人们的侵害早在几千年之前就开始了。司马懿也是史书上记载最早的高血压病的患者了。

我国高血压病流行的特点

高血压是一种常见的多发病。在欧美一些国家发病率高达20%以上，我国在1979～1980年进行了全国大规模的抽样普查，除台湾省以外都参加了这次普查。15岁以上人群高血压总患病率为7.89%，1992年我国又进行了第3次抽样普查，高血压病的患病率为11.6%，较1979～1980年有明显增加。在地区分布上，华北、东北及东部沿海地区患病率高于南方和西部内陆地区，这可能与地理、气候、种族、环境、饮食习惯、社会文化、心理状态等因素有关。

1. 在性别、年龄方面

高血压病的患病率男性大约为6.96%，女性则为8.4%，女性高于男性。一般说来在35岁以前，男性患病率高于女性；35岁之后则女性高于男性，这可能与女性妊娠和更年期内分泌的变化有关。

从发病年龄上看，小于20岁的年龄组为3.11%；20~39岁的年龄组为8.6%；50~59岁的年龄组为11.38%；60~69岁的年龄组为17.23%，说明老年人发病率明显高于中青年。

2. 在民族方面

以拉萨的藏族人患病率最高，为17.76%；其次是内蒙古锡盟蒙族，为10.7%；维吾尔族为1.15%；新疆柯尔柯孜族为0.63%；四川凉山彝族人患病率最低，仅为0.34%。

3. 在城市与农村方面

城市高血压病患病率达10.84%，农村为6.24%，究其原因除了城市居民生活水平较高和生活工作较紧张外，也与城乡的环境因素差别有关。

除此之外，我国的高血压病的发病情况还有以下特点：

（1）脑力劳动者高于体力劳动者。

（2）有高血压病家族史者高于无高血压病家族史者。

（3）肥胖者高于不肥胖者。

（4）高盐饮食习惯者高于低盐饮食习惯者。

（5）嗜烟酒者高于不嗜烟酒者。

（6）司机和从事注意力高度集中、精神紧张、而体力活动又较少的职业者更易患此病。

【专家出诊】

Q：有没有远离高血压的良策？

A：高血压病属于慢性病，远离高血压，要体现在生活的方方面面，具体来讲，有以下四条基本原则，患者在日常生活中至少应注意做到：

1. 饮食要清淡

高血压患者不宜吃得过咸，要多吃蔬菜和易消化食物，少吃富含脂肪的食物，特别是动物脂肪和内脏，以防止发胖和动脉粥样

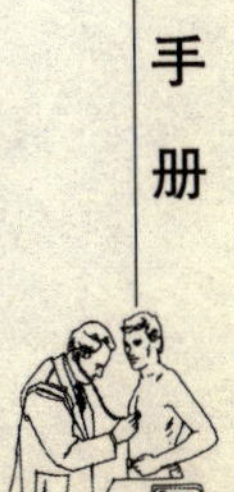

硬化。

2. 心情要舒畅

俗话讲，“笑一笑，老变少”。实践证明，心情开朗、乐观的人较长寿。应经常保持愉快的心情，并培养乐观、开朗、幽默的性格。生气、发怒可使原已升高的血压继续上升，诱发高血压危象、脑血管破裂等严重并发症。

3. 身体要锻炼

每天体育锻炼，不仅可以增加能量消耗，调整身体的能量平衡，防止肥胖，而且可以预防心脑血管疾病，对预防冠心病及高血压病都十分有利。

4. 血压要常测

家庭最好自备血压计，每天最好早晚各量一次血压。

治高血压不能频繁换医生

有些高血压病患者发现自己的血压控制不好就开始频繁换医生，其实这是一个很大的误区，对控制高血压不利。

高血压有很多类型，最普遍的是一种原因不明的原发性高血压，需要持续规律地进行降压治疗。高血压患者通常需要1～2个月的时间才能达到比较满意的疗效。

如果短时间内单纯根据血压值就频繁地更换就诊医生，会导致医生无法判断药物对患者以往的血压控制是否真正有效，也难以选择适合病人的治疗方案。

任何疾病，包括高血压治疗都是有一个过程的，其实医生对病人的治疗也是一个不断调整的过程。因此，高血压患者就诊最好能固定医生，这样从初诊到复诊，医生对病人的情况会逐渐了解，从而进行整体把握。如果经常换主治医师，这个过程可能又要从头开始，对病人来说得不偿失，甚至还可能延误治疗。

如果真的有必要更换主治医生，我们应该掌握一个简单原则：即在一个医生那里至少治疗高血压两个月左右，未见任何成效时，可以考虑咨询其他医生。

❖特别关注❖

无论高血压患者的危险度如何，都应首先或同时纠正不良生活方式。换言之，改善患者生活方式应作为治疗任何类型高血压患者的基础。部分轻型高血压患者改善生活方式后，可减少甚至免于降压药物治疗；病情较重的患者改善生活方式后也可提高降压药物的治疗效果，减少用药剂量或用药种类。

透析“白大褂效应”

什么是白大褂效应呢？它指的是到医院就诊的患者平时并无高血压病，而每次到医院测血压就偏高。可用24小时监测血压并参考心电图以及其他诊疗情况进行综合分析，以正确判断病人是否患有高血压病。通常，测量血压时引起紧张和焦虑是一个经常遇到的问题。取非同一次测定的多个随机测量的血压值读数则可以减少这种防御反射和警觉反应引起的误差。

在门诊每40分钟对病人测3次卧位血压，共4次。一般第一次读数为最大，但以后3次读数间差别甚微。而每隔5分钟测坐位血压1次，共6次。可发现前3次与后3次的平均值差很小。这种所得到诊室基础血压对减少防御反射或警觉反应来说有很大的价值。

某些患者仅在门诊室医生诊病时血压明显升高，不能错误地以为是顽固性高血压。这类患者如果根据门诊测得的血压而服用相应

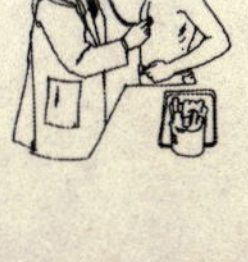

的降压药物，将会产生不能耐受的副作用甚至低血压。所以不主张用增加药物剂量去降低这种仅在门诊检测时的血压升高。

【专家出诊】

Q：得了“白大褂”高血压，怎么办？

A：首先提醒这类患者，得了“白大褂”不要害怕，更不要情绪过激。这里建议这类朋友：

1. 进行24小时动态血压检测并参考心电图及其他诊疗情况进行综合分析，可避免“白大褂”性高血压现象的发生。

2. 主张让这类患者在家自测血压，世界卫生组织和世界高血压联盟认为家庭血压监测对高血压的确诊、疗效的评价以及鼓励患者遵守医嘱等较有意义，但如测量不准确可能会造成误解。

3. 这类高血压患者的治疗不主张用增加抗高血压药物剂量去降低其血压的升高，主要采用非药物疗法进行治疗，引导患者稳定情绪，进行自我调节。

老年人高血压的特征

世界卫生组织规定：年龄60岁以上，血压值持续或非同日3次以上血压测量结果是收缩压≥140毫米汞柱或舒张压≥90毫米汞柱者称为老年人高血压病。

老年高血压病患者是高血压病的一种特殊群体，近年来对它的研究与防治受到重视。流行病学调查提示，老年高血压患者，其糖尿病、主动脉硬化、心肌梗死、脑卒中、间歇性跛行的发病率和死亡率均高于同龄血压正常的老年人。且收缩压随年龄而增高发生脑卒中、冠心病、心力衰竭较舒张压升高的危险性更大。另外，老年人高血压在临床表现、治疗及预后等方面具有某些特殊性。老年人高血压大多属于轻型，恶性或急进型者罕见。老年人高血压比年轻者较多合并有其它慢性病，尤其是糖尿病。老年人高血压在临床表现方面具有以下特点：

1. 收缩压高而舒张压不高

以前认为舒张压增高比收缩压增高更具有危险性，在临床上也常把收缩压升高，看成是一种由于人的自然衰老，血管弹性减退所致的良性过程。但近年来流行病学资料显示，老年高血压患者收缩压越高，心脑血管并发症就越多，死亡率就越高，特别是脑卒中更为多见。因此。收缩压升高也是十分危险的。

2. 血压波动大

由于老年人存在不同程度的器官退化性病变，体内各种血压调节机制敏感性降低，导致老年人血压波动大，尤其是收缩压。血压波动不仅在长时期内较明显，在24小时内的波动也大于年轻患者，而且季节性波动较大，一般表现为夏季低，冬季高。

3. 体位性低血压

一般认为发生体位性低血压与老年人压力感受器调节血压的功能减退有关。如卧位高，坐位低；睡眠时低，清醒时高；排大小便时高。也有人认为这个情况与老年人植物神经对体位变换的调节失常有关。

4. 并发症多且严重

老年高血压患者血管功能障碍明显，心排血量降低，因此是冠心病、脑卒中的主要危险因素。另外，老年人肾功能异常在伴有高血压时会发生更早更严重的临床异常表现。

5. 假性高血压

老年人用间接测压法测量血压，由于气囊压不住爆硬的肱动脉，有时可有读数过高，产生“假性高血压”。

对于轻度收缩压增高者，我们主张采取非药物治疗，若非药物治疗无效，收缩压增高明显者，则应给予药物治疗。对于单纯收缩

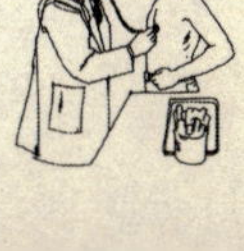

压增高者，首选何种药物为佳，目前尚无统一意见，多数倾向首选噻嗪类利尿剂。若无效则应进行联合用药或阶梯治疗方案。也有人主张用中草药制剂。

但由于老年人这个群体的特殊性，我们在进行药物治疗时，应特别注意降压药的副作用。因老年人代谢和内环境平衡功能呈生理性退化，可影响药物的分布、代谢和排泄，故对降压药物的选择，应尽可能选用降压效果好、副作用小的药物，并且从较小剂量开始，并应根据病人的情况确定是否增减剂量。不论选用何种降压药，均应从小剂量开始。并根据血压波动情况，及时调整药物剂量和用药时间，同时还应定期检查患者的心、脑、肾功能，注意药物的副作用。

三"严"良语

老年高血压病的预防

1. 保持心情舒畅，避免大喜大悲。
2. 生活要有规律。
3. 合理饮食，避免肥胖。
4. 参加体育运动。
5. 常听音乐。

高血压的常规检查项目

高血压病患者在就诊过程中往往被要求做一些常规检查，但有些高血压病患者不知道这些检查的目的。其实这些检查是非常必要的，目的是为了明确引起血压异常升高的病因，鉴别原发性与继发性高血压；明确高血压病严重程度；明确是否存在合并症如高脂血症、糖尿病、痛风等，以及心、脑、肾并发症，如冠心病、脑中风、肾功能不全等。为此，高血压病患者应做下列常规检查：

1. 动脉血压检查

血压升高是高血压病确诊的依据。按世界卫生组织建议标准，血压≥160/95毫米汞柱判断为高血压；若血压收缩压在140～160毫米汞柱，舒张压在90～95毫米汞柱之间，则判断为临界高血压。若血压达260/120毫米汞柱以上时为高血压危象。需要注意的是，诊断高血压时需要在不同时间测量三次血压方能确定。并且，还要与其平时的血压相对比，也要考虑到年龄因素。

2. 心脏检查

高血压对心脏的损害主要为心肌肥厚和冠状动脉改变。高血压病的预后与其所并发的心脏病变严重程度密切相关。高血压心脏病的主要治疗目标是逆转心肌肥大及冠状动脉的病变。有关资料显示，7%的心力衰竭是由高血压心脏病所致，因此高血压病患者应常检查心脏的情况。

心脏彩色超声检查是目前较能全面反映心脏结构和功能的有效检查方法，是医院最常用的检查之一。此外，心电图、X线胸片以及心脏CT、心脏核素扫描等检测的目的也是确定高血压病患者的心脏功能状况，并判断是否有心脏肥大，是否存在心肌损伤或合并冠心病等。

3. 眼底动脉、血管检查

眼底检查是高血压病最常用的常规检查方法之一，主要目的是了解小动脉病损情况，以便对高血压病患者分级。例如视网膜小动脉普遍或局部狭窄表示小动脉轻度受损；视网膜出血或渗血，或发生视乳头水肿，表示血管损伤程度严重。总之，高血压性视网膜病变能反映高血压病的严重程度及客观反映周身小血管病变的损伤程度，眼底检查对临床诊断、治疗及估计预后帮助很大。由此可见，检查眼底对高血压病的诊断、治疗及预后等各方面都具有重要的参考价值。这也就不难理解，为什么高血压病病人需要定期作眼底检

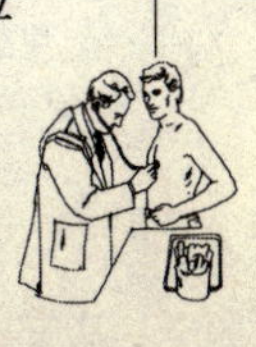

查的道理。

4. **血浆肾素活性测定**

近年来，人们把肾素—血管紧张素—醛固酮看成是高血压病发病的轴心。因此，专家将高血压病分为三型：高肾素型占16%、低肾素型占27%、正常肾素型占57%。这种分型对临床治疗有一定意义。高肾素型需要用心得安等β受体阻断剂治疗，低肾素型需要用利尿剂治疗，正常肾素型可用一般降压药治疗。

5. **尿液检查**

尿液检查的目的是了解有无早期肾脏损害，高血压是否由肾脏疾患引起，以及是否伴有糖尿病等。若尿中有大量蛋白尿、红细胞、白细胞、管型，则应考虑慢性肾炎或肾盂肾炎所致的继发性高血压；若仅有少量蛋白尿、少量红细胞，提示可能是原发性高血压所致的肾损害；若发现尿糖，则需进一步查血糖，以判断是否患糖尿病。为了避免误差，留取尿液标本应使用清洁容器，取清晨第一次尿并及时送检；女性患者应避开月经期并留中段尿做尿液检查。

❖特别关注❖

定期健康检查，有利于早期发现高血压病和高血压病倾向，从而进行有效治疗。生活中许多早期高血压病的发现与及时定期检查有关，尤其是临界高血压。科学观察发现，原来血压正常的人只有11.1%的人发展为高血压，而临界高血压者却有71.5%的人发展为高血压病。所以一旦确定为临界高血压，就要重视临界高血压的防治，防止血压进一步升高。

饮食调养　食物进口关调治养护

中医学防治高血压病在饮食方面讲究辨证施食，异质配膳。这是降低高血压患病率，减少高血压并发症，提高高血压病患者生活质量，延长高血压患者生命跨度的有利措施。

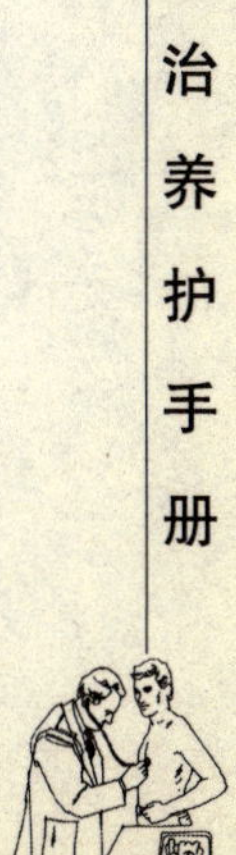

高血压病人饮食要合理

合理膳食是健康生活方式的重要因素，高血压病患者更应该注意健康饮食。患者要保持营养均衡，每天都应进食适量的五谷、肉类或蛋白质、蔬菜瓜果、奶类及钙类食物。

同时并要选择热量较低的食物，例如用脱脂奶粉代替鲜奶，用去皮的鸡肉及鱼肉代替猪肉等。烹调时少用油、糖、酒等，用蒸、白灼代替煎、炸。减肥食谱更应注意色、香、味，以保持食欲，防止减肥计划实施不下去。并可多用热量低的烹调配料，如姜、葱、蒜、金针菇、冬菇等。注意切勿过饿，饥饿时可多吃热量低又能充饥的食物，如蔬菜、脱脂奶、水果等。应尽量少食高热量的食物，包括煎炸食品、糖果、甜点、糕饼、汽水、啤酒等。另外，快餐店的食品往往热量较高，比如烧卖、汉堡包、炸薯条等均应减少摄入。

合理膳食主要做到下面几点：

第一，饮食要清淡。食盐中的钠可以引起血压升高，降低药物的疗效。因此每天食盐摄入量应该限制在6克以下。含钠较多的食品如酱油、味精、咸菜等都要尽可能少食用。由于血脂过高会引起并加重高血压、动脉粥样硬化、冠心病等疾病，因此患者日常饮食中应该限制胆固醇如鸡蛋黄、动物脂肪及内脏、鱿鱼、猪油等、饱和脂肪酸的含量。

第二，要限制甜食。糖类摄入过多的危害在于糖类可以转化为脂肪，增加体重，引起人体糖耐量的异常，造成胰岛素抵抗。我国饮食以米、面为主，其主要成分也是糖，故应该限制其他甜食。纤维素的主要成分虽然是糖，但不能被人体消化吸收，反而可以吸附肠道内的有害物质，刺激肠道蠕动，具有通便作用，因而患者应多吃纤维素含量较高的蔬菜。

第三，多吃含钾高的食物。钾离子、镁离子有利于降压，应提倡多吃含钾多的食物如蘑菇、香菇、莲子、花生、黑瓜子、葵花子、核桃仁、黑枣、红枣、芹菜、大葱、菠菜等。

第四，要限制食盐的摄入量。世界卫生组织推荐每人每天摄入食盐不超过6克，而我国目前人均每天食盐摄入量较高，因此患者和健康人群都应逐步减低盐的摄入量，逐渐达到世界卫生组织推荐的水平。

现在向您介绍几种方法来控制饮食中盐的摄入：

1. 每天按照每人9克（或7克）食盐的量，用小容器（如小勺或啤酒瓶盖）称量出全天用量，每天做饭时只用称量好的食盐。

2. 尽量少吃盐渍的食品，如咸鱼、咸肉等。

3. 用低盐酱油、低钠盐。

4. 为了使低盐食物更有味道，可用糖、醋等调味品调制，也可用本身具有香味的蔬菜和香菇调味。

5. 做菜时，菜熟九成再放盐，也可使菜更有咸味；限盐同时，增加膳食中钾的摄入，有益于防治高血压。

❖特别关注❖

下面向您介绍一则有关合理膳食的口诀：“合理膳食要牢记，一二三四五六七”。

一袋牛奶二两米，

三份蛋白四言句；

五百克菜六克盐，

七杯开水喝到底。

“一”指每天1袋牛奶（或羊奶、豆奶）。

“二”指每顿2两主食，每天6两~1斤。

“三”指每天3份高蛋白，每份蛋白是指：一两瘦肉，或半两黄

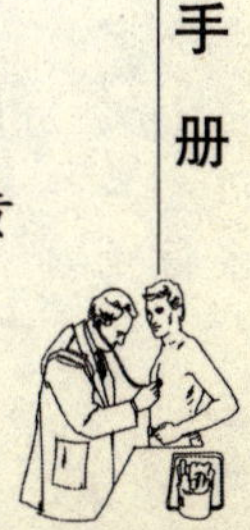

豆，或二两豆腐（或鸡、鸭、鱼虾），或一个大鸡蛋。

“四”指4原则：“有粗有细，不甜不咸，三四五顿，七八分饱。”

“五”指每天500克（1斤）新鲜蔬菜水果，以绿色、红黄色蔬菜为宜。

“六”指每人每天盐的摄取量以6~9克为宜。

“七”指每天喝7杯水（200毫升一杯）。

患者宜限制摄盐量

流行病学调查资料表明，长期摄入过多的食盐与高血压病之间存在着密切的关系。临床观察也发现：多数高血压病患者，通过限制饮食中食盐的摄入和增加尿钠的排出（如口服利尿剂）可以有效地降低血压。

这些事实均说明，体内钠含量过高与高血压病之间存在着必然联系。因此，在临床上多主张高血压患者适当限盐。那么，食盐摄入过多是怎么引起高血压呢？

我们知道，我们日常生活中所吃的食盐，其化学名称叫做氯化钠，是由钠与氯两种元素组成的。人体摄入食盐后，食盐在体内分解成钠与氯两种离子，其中钠离子主要分布在组织细胞外边的液体（即细胞外液，包括血浆和组织液）中，在正常情况下，肾脏一般有能力将体内多余的钠离子排泄掉，以维持水钠代谢平衡。但是，如果经常摄入过多的食盐，体内钠离子数量便会明显增加，当摄入量超出了肾脏排钠的能力时，钠离子就会大量蓄积在细胞外液中。由于化学上所谓的渗透压的关系，于是就引起细胞里头的水分（即细胞内液）向细胞外液转移，造成钠、水潴留，循环血量增加，同时回心血量及心输出量均相应增加，因而血压也随之升高。此外，由于体内钠离子的增加，这时动脉壁内的钠和水的含量也增高。

其增高的结果是：一方面使小动脉管壁增厚，管腔因此变得狭窄，导致外周阻力加大；另一方面是使小动脉管壁对血液中收缩血管的活性物质（如肾上腺素、去甲肾上腺素）的敏感性增强，引起血管收缩，使外周阻力增加而血压升高。当交感神经兴奋性增高时，钠对血管反应性的影响会更为显著。因此，预防和治疗高血压病的过程中，适当限制食盐的摄入量是非常必要的。

三"严"良语

高血压病患者，适当吃植物油有益

动物油含有较高的饱和脂肪酸和胆固醇，会使人体器官加速衰老和促使血管硬化，进而引起冠心病、脑卒中等。

植物油对人体虽然是有益的，但是摄入过多并没有什么好处。因为植物油摄取过多，自身的体重便会逐渐增加。此外，多吃植物油并不能使血中原有的胆固醇降低，却可使胆结石的患病率比吃普通食物者高。因此，过多的摄入植物油对高血压患者也无任何益处。

宜增加纤维素的摄入

现代医学和营养学研究表明：纤维素也是人体必需的营养素之一。食物纤维是指不能被人体消化吸收的、以多糖类为主体的高分子物质的总称，可分为不溶性纤维素和可溶性纤维素两大类。不溶性纤维素包括纤维素、半纤维素、木质素和壳聚糖等；可溶性纤维素则包括果胶、谷胶等。

纤维素不但是人体必需的营养素之一，而且大量纤维素可刺激肠道加速蠕动，吸附胆固醇，使其不易被肠道吸收，加快胆固醇的

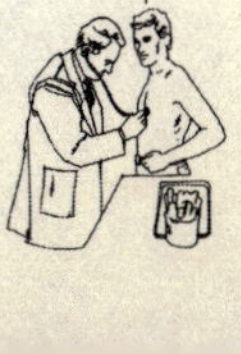

排泄，预防和解除便秘。可溶性纤维素对降低胆固醇有效，可能是果胶纤维结合胆汁酸而阻碍其吸收，帮助胆固醇由血液转移出去的原因。给高脂血症的病人进食豆制胶或果胶，经2～8周后，即会取得降低血清胆固醇的良好效果。日常饮食中，含有较丰富纤维素的食物有燕麦、荞麦、小扁豆、玉米、青豆、土豆、薯类、水果和绿叶蔬菜等。日常可选择食用上述食物，以补充纤维素。

❖特别关注❖

高血压患者应纠正不良的生活习惯

一些不良的生活习惯，给高血压病治疗带来了极坏的影响，必须引起高度重视。一是要控制好参加娱乐活动的时间，如打麻将、打牌、跳舞等活动的时间不要过长或无节制。二是要控制好饮食，首先，要限制食盐摄取。要根据患者的特点，缓慢地将盐的摄入量控制在每天8～10克。大约要经过100天左右才能逐渐适应淡味的饮食。同时过量饮酒会导致高血压，经医学调查表明，每日饮酒量超过42毫升的人，脑血管意外发病的危险性增加。从对血压影响和预防心、脑血管并发症的角度，家庭护理人员要限制患者饮酒，切忌过量。

患者宜限制高脂高胆固醇食物

高血压病患者要控制富含胆固醇的动物脂肪和其他食物，如蛋黄、动物内脏、鱼籽、虾、蟹黄、墨鱼等，原因如下：

1. 经过动物实验和人类饮食习惯的调查，肯定高胆固醇的食物与动脉硬化的发生和发展有关系。

2. 进食的数量可直接影响血液中胆固醇的水平。血液中胆固醇增高后，便容易沉积到血管壁中而发生动脉硬化。

不过，如果是年轻而且症状轻的高血压病患者，几次测定血液中的胆固醇数值又都不高，加上体型也不过于肥胖，其脂肪类食物的摄入可不必过分限制。但年龄在40岁以上的高血压病患者，即使血液中的胆固醇数量不高，目前也还没有并发动脉硬化症，也应摒弃富含胆固醇的食物。

含动物性脂肪的食物都或多或少含有胆固醇，对高血压病特别是动脉硬化的患者是很不适宜的。但也不必将荤腥的食物一律“封杀”，而应该根据血中胆固醇含量水平以及是否有动脉硬化等情况，适当予以控制。一般应选择每100克食物中含胆固醇在100毫克以下的食物为好。植物油有降低血中胆固醇的作用，而且含有较多的亚油酸，对增强微血管的弹性，防止血管破裂，也有一定的好处。

【专家出诊】

Q：什么是“红、黄、绿、黑、白”膳食原则？

A：我国著名的健康教育家、内科教授洪昭光先生曾经指出合理膳食的“红、黄、绿、黑、白”原则。

“红”指西红柿、红葡萄酒、红辣椒，它们可以改善情绪，减轻焦虑。

“黄”是黄色蔬菜如胡萝卜、红薯、老玉米、南瓜等，它们能够帮助人们补充维生素A。

“绿”是绿茶。绿茶有一种抗氧自由基，能减少老龄化，减少肿瘤，减少动脉硬化，越喝越年轻。

“黑”是黑木耳，常食可降低血液黏稠度。

“白”指燕麦粉、燕麦片。燕麦粥不但降胆固醇，降低甘油三酯，还对控制糖尿病有良好效果。

从预防高血压、控制体重的角度出发，在日常生活的饮食中，

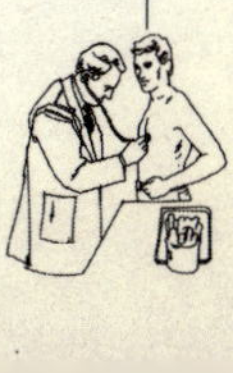

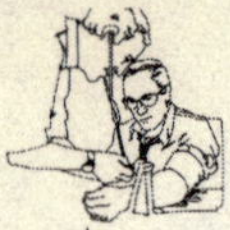

有些食物您可以放心食用，但有些您应该尽量避免。

适量摄取优质蛋白质

蛋白质是一切生命的物质基础，是构成机体组织器官的基本营养素。人体每个细胞的组成，人体的构造，生长发育，受损组织的修复，新陈代谢，免疫机制及激素的构成以及保持人的生命力，延缓衰老，延年益寿都离不开蛋白质。

只有不断地进行蛋白质的合成与分解，才能推动机体的生命活动，调节机体正常生理功能，保证机体的生长、发育、繁殖、遗传及修补损伤的组织。

蛋白质是由许多氨基酸组成的极其复杂的物质，主要含碳、氢、氧、氮元素。有些蛋白质含硫、磷、铁、铜、锰、锌、钴、钼等，个别蛋白质也含碘。组成蛋白质的氨基酸有20多种，其中有8种在人体内不能合成，全部通过食物来满足身体对它们的需要，称为必需氨基酸。这8种氨基酸分别是：赖氨酸、色氨酸、苯丙氨酸、苏氨酸、甲硫氨酸、亮氨酸、异亮氨酸及缬氨酸。食物中含有这8种氨基酸越多，其营养价值就越高。

根据必需氨基酸的含量，可将食物中的蛋白质分为完全性蛋白质和非完全性蛋白质。完全性蛋白质含有8种必需氨基酸，且含量丰富，在各种氨基酸的比例上也符合人体的需要。完全性蛋白质主要存在于动物食品之中，如鸡蛋、牛奶、瘦肉中就含有丰富的完全性蛋白质。非完全性蛋白质中缺乏一种或数种必需氨基酸。这种氨基酸主要存在于植物食品之中，如大米、玉米、高粱等。为向人体提供必需氨基酸，可将多种食品混合食用，这样所含的氨基酸就能互相补充，这一作用叫做蛋白质的互补作用。实验表明，如单吃玉米和大豆，蛋白质的利用率分别为60%和64%；如两者按3：1的比例混合，混合食物蛋白质的利用率可达76%。因此，我们的饮食越丰富多样，营养价值就越高。

许多研究表明，蛋白质对预防高血压有一定作用，调查结果表明，经常摄入优质蛋白质可使高血压的发病率下降，即使吃高钠饮食，只要摄取高质量的动物蛋白，血压也不会升高。研究还发现：一些沿海地区渔民长期海上作业，精神高度紧张，睡眠时间少，吸烟饮酒量大，盐的摄入量也高，尽管存在许多高血压的危险因素，但是渔民的高血压患病率却比较低，冠心病和脑血管病的发病率也较低。优质动物蛋白质预防高血压的机理，可能是通过促进钠的排泄，保护血管壁，或通过氨基酸参与血压的调节（如影响神经递质或交感神经兴奋性）而发挥作用。

❖特别关注❖

蛋白质的摄入要适量

我们在饮食中应适当地选择动物蛋白，如鸡、鸭、鱼、牛奶等，尤其是优质鱼是不可少的。但是，从蛋白质的代谢来看，蛋白质作为升压因子的可能性并不能完全排除，因为在蛋白质的分解过程中，可以产生一些具有升压作用的胺类，如苯乙胺等，这些物质在肾功能正常时能进一步氧化成醛，由肾脏排出体外。但若肾功能不全或肾脏缺氧时，可导致胺的蓄积，这样极有可能导致血压升高。另外，人体的三大营养要素，蛋白质、脂肪和糖在体内是可以相互转化的，蛋白质摄入过多，热量过高，久而久之，也可造成肥胖、血管硬化，也会造成血压升高。因此，人们应适当摄取蛋白质。

早晨饮水可预防高血压

医学专家经过大量的研究证明，上午9点至10点是高血压病患者发病的高峰时段。他们经过长期观察分析，终于揭出谜底：原来这和饮水有关。

水是维持人体一切生理活动，进行新陈代谢，诸如输送养料、消化吸收、排除废物等必要的物质。因此水在人体内是一种很好的溶剂，它能使很多物质溶于水，并加速人体的化学反应，从而有利于营养物质的消化和吸收。

水本身还是人体不可缺少的营养素，每种活细胞，每种活组织内部都有水的成分。由于体内水分分布均匀而又不断循环，这可使身体保持恒温。科学家指出，健康人每天需补充水1.5～2千克。

然而，人们的饮水不是很规律的。一般来说，人夜间很少有饮水习惯，而人体新陈代谢并未停止。水分从呼吸道、皮肤、大小便等不同渠道大量流散，使体内水分逐渐减少，导致血液浓缩，影响血液循环，从而发生头晕、眼花、心悸等现象。特别是患有高血压病、脑血管硬化的老年人，饮水过少，会促使血液黏度增加，容易形成脑血栓。这种现象在上午9点至10点左右尤为常见。因为这类病人动脉多半已经发生粥样硬化，血管狭窄，易使病人出现肢体麻木，乏力，甚至偏瘫。防止高血压病在9点至10点左右的高峰期发作，最有效的办法是清晨补充水分，降低血液的黏稠度，同时有利于防止高血压的发作。

三“严”良语

早晨饮水的六大好处

1. 利尿作用。

2. 帮助排便。

3. 排毒作用。

4. 预防高血压、动脉硬化。

5. 防止泌尿系结石和尿路感染。

6. 防心绞痛。

饮水以温白开水为好，饮水量一般为200~400毫升，过多饮水对胃不利，也影响早餐进食，故要适量。

合理补钙能降压

近年来诸多一线科研人员发现，人体缺钙也会引起高血压。国外还有学者对580例高血压病患者和333例正常人进行观察，让他们每日服用超过正常规定量800克的钙，8周后发现高血压患者收缩压和舒张压都有下降，而正常人不变。那么，补钙为什么能降低血压呢？

许多专家认为，可能有以下一些原因所致：钙的膜稳定作用。钙结合在细胞膜上可降低细胞膜通透性，提高兴奋阈，使血管平滑肌松弛。钙自身可阻断钙通道，使细胞外的钙离子不能进入细胞内。高钙可对抗高钠所致的尿钾排泄增加，而钾离子对稳定细胞膜起重要作用。所以人体维持足够的高钙摄入，可抵抗高钠的有害作用。

有学者认为，40%的血压升高与甲状旁腺有关。甲状旁腺可产生一种耐高热的多肽物质，据说这是引起高血压的罪魁祸首，称为

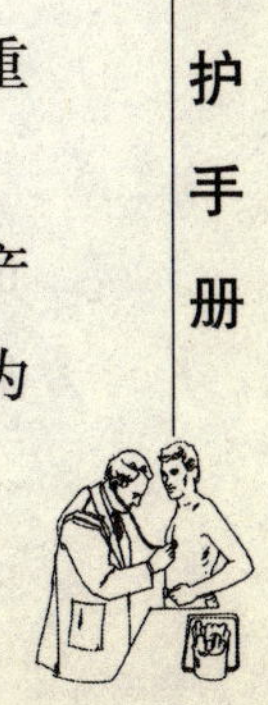

“致高血压因子”。“致高血压因子”的产生受低钙饮食刺激，而高钙饮食可抑制其产生。

近十年来研究证实，膳食中钙不足可促使血压升高，因此，及早注意饮食中钙的供应和吸收，对高血压病防治是有益的。含钙较多的食物有大豆及豆制品，奶及奶制品，鱼、蟹、蛋、木耳、紫菜、雪里蕻等，对这些食物在日常生活中均应注意适当摄入。

【专家出诊】

Q：什么是尿钾？

人体中的钾盐主要通过肾脏进行排泄，通过测定尿钾可以了解肾脏的功能。测定尿钾指24h尿液中钾的浓度。钾是细胞内主要的阳离子之一，人体钾正常范围是用离子选择电极法测定：每24小时25～125毫摩尔。

测定尿钾的临床意义：尿钾测定可反映肾脏病变情况。

1. 病理性增高：见于肾上腺皮质机能亢进，如柯兴氏综合症、原发性醛固酮增多症、肾小管性酸中毒、肾性高血压病及服用利尿剂等。

2. 病理性降低：见于肾上腺皮质机能不全、急慢性肾功能衰竭、肾小管排钾障碍等。

另外，提醒一点：尿钾的测定，需要留取24小时尿样。

适当补钾可降压

最近，来自美国加利福尼亚洲蒙特里的美国心脏病学讨论会上的报告指出，高血压的典型特征是动脉壁增厚，但当给予足量的钾后，动脉壁便不再增厚，这主要是钾对血管有保护作用，可防止动脉壁不受血压的机械性损伤，从而降低了高血压病和中风的发病率。

其他国家的许多学者也对钾与血压的关系进行了研究，结果发现，尿钾与血压呈负相关。更有趣的是一些地区某些人群以“草木灰”（含有氯化钾）代替食盐，这些人群由于采用低钠高钾膳食，血压很低。而美国东南部的黑人饮食低钾，他们中风的发病率，比全国平均水平高18倍，这些现象均证实了钾与血压有密切关系。

由此可见，高血压病患者适当增加钾的摄入量是有益的。值得注意的是，有些高血压患者由于持续服用利尿剂、降压药，使排尿增多，钾随之排出，发生低钾倾向的可能性更大。所以，服用这类药物治疗的病人，更应注意补钾。补钾的方式主要分药补和食补两类。

据美国高血压研究会临床试验证明：钾离子可促进新陈代谢，促进钠离子排出，扩张血管，降低血压。高钾食物有降低血压防止动脉胆固醇沉积、预防脑溢血和保护肾脏、心脏的作用。钾的主要生理功能是维持神经肌肉的正常兴奋性，并直接参与肌肉的收缩；钾又是细胞内的主要正离子，对维持细胞内的渗透压起重要作用。此外，钾与糖及蛋白质代谢也密切相关。

❖特别关注❖

药物补钾，常首选氯化钾，这主要适用于服用利尿剂降压药治疗的病人，而食补则适用于所有高血压患者，包括那些轻度高血压，尚未服用降压药物治疗的患者。食物补钾，主要是多食含钾丰富的食品，如瘦肉、牛肉、鱼类及其他海产品，小白菜、油菜、黄瓜、西红柿、土豆、橘子、香蕉、桃、葡萄干等蔬菜与水果。

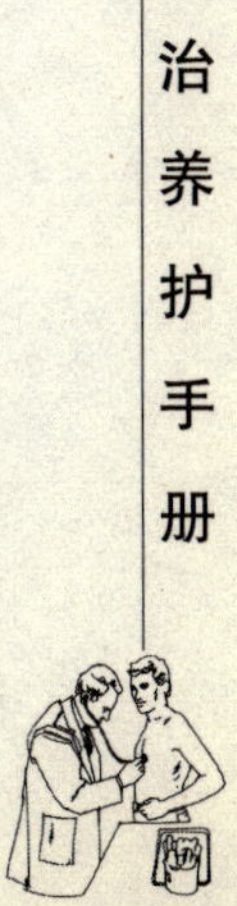

高血压患者不可饮浓茶

研究发现，茶叶含有鞣酸、茶碱、茶多酚、维生素C、维生素P、维生素B、咖啡碱等，具有兴奋神经、增强心肌收缩力、增强血管韧性和弹性、利尿等作用，并且有助消化、抗癌、抗辐射等功效。

茶叶中的茶多酚能促进维生素C的吸收，维生素C可降低血中胆固醇，同时增强血管的弹性和渗透能力；维生素P能扩张血管，引起血压下降；茶叶的利尿排钠作用也有利于血压下降，茶叶中的茶碱能抗张血管，也有利于降低血压。因此，饮茶对高血压的防治是有利的。但是，饮大量浓茶后，可加快心率，增加心脏负担。茶叶中的茶碱、咖啡因、可可碱等活性物质对中枢神经有明显的兴奋作用，能加快大脑皮质的兴奋过程，使脑血管收缩，这对已有脑动脉硬化和高血压的患者是一种潜在的危险，很可能促使脑血管病的意外发生。所以，凡是患有严重动脉硬化、高血压的患者，饮茶一定要慎重，至少在病情不稳定的时候，不要喝浓茶。此外，失眠也与睡前饮浓茶有关。高血压病患者如合并有胃溃疡及贫血等病者也不宜饮茶。

三、"严"良语

女性补充叶酸可防高血压

在最近几年，叶酸被孕妇广泛使用，因为它可以减少婴儿患脊柱裂的危险。最新的研究表明：叶酸有助于妇女降低血压。这份研究报告称，每天摄入800微克甚至更多叶酸的女人，患高血压的可能性比摄入叶酸总量少于这个数字的女人小得多。

老年高血压患者如何饮水

无论谁上了年纪，都会有由于程度不同的老化现象导致的动脉硬化。血管失去弹性后，血管壁变厚，血管内腔狭窄，血液循环不良。与此同时，血液本身也变得与年轻时不同，红血球与白血球等固体成分占的比率增高，尿素与尿酸等代谢产物排泄不良，所以血液容易变浓，呈黏糊糊的状态。黏度增高的血液勉强地通过动脉硬化血管的管腔，所以容易发生血管堵塞，导致脑梗塞和心肌梗死。

所以说，如果不能避开动脉硬化，至少应让血液保持一种通畅爽利的状态，这样的话就能防止血压的上升和由此伴随产生的各种疾病。血液是由45%的红血球与白血球及55%的含有蛋白质、糖、脂肪、矿物质的血清液体成分组成的。这其中最容易产生问题的是脂肪，多余的脂肪不仅贴在血管壁上成为动脉硬化的原因。而且血液中的脂质增加，就会使血黏度增高，使血液循环不良。

因此减少过多的脂肪是必要的，这就需要时间。要从现在立即开始，有效的方法就是充分地补充水分。用语言很难讲清，简单地说就是用水稀释血液，使血液恢复流畅的状态。可是，要喝多少水合适呢？一次咕嘟咕嘟大量饮水的话，就会增加血液循环量，成为血压一时性上升的原因。所以，应多饮几次水，每次少饮一点为宜，一天饮水总量合计在1000～1800毫升左右最好。

❖特别关注❖

高血压病患者要饮好三杯水

这三杯水分别是：就是早晨起床饮一杯温开水，晚上睡前饮一杯温开水，半夜醒来饮一杯温开水。因为早晨8～10点是血压高峰

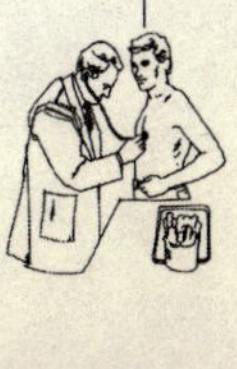

期，心脑血栓极易形成。早晨起床饮一杯水可稀释血液，防止血栓形成，另外还可起到通便的作用。夜间血流缓慢，易形成血；睡前和半夜饮一杯水可稀释血液，不过也不必刻意因半夜饮水而影响休息。

高血压患者要“未饱先止”

根据国内外长寿研究的结果：任意进食动物脂肪者的寿命要比限制进食者的寿命要短，而心血管方面的发病则以任意进食动物脂肪者为多。国内外的科学家们都一致认为：减少能量的摄入，供给足够的果蔬和适量蛋白质有利于健康长寿。这是因为已患有或者具有发生高血压病倾向的人，本来体内的脂肪组织就在逐渐增加，而其他活动性组织则相应减退，全身的代谢水平也在降低。况且多数高血压病患者多属中老年患者，体力活动减少，所消耗的热能也相对减少。因此，作为高血压病患者所需要补充的热能也相对减少。

目前，国际上推荐以20～39岁年龄人的热能需求量作为基数，依次递减，即40～49岁者减少5%，50～59岁者减少10%，60～69岁者减少20%，70岁以上者减少30%。就一般情况而论，这个标准可作为高血压病患者摄入能量的参考。饮食过量，对高血压病患者的危害是十分明显的。因为过饱时，会使血液大量集中于胃肠部，导致胃部饱胀，势必造成横隔上托，压迫心脏，很容易引起心、脑等重要器官的缺血、缺氧，以致诱发或加重心血管、脑血管以及消化系统的疾病。当然，也不能盲目地采取“减肥法”来防治高血压病，那样弄不好会适得其反。由此可见，自古所传“未饱先止”之说，具有一定的科学道理。

【专家出诊】

Q：高血压患者一日三餐合理分配方案是什么？

A：据科学家和医学家、营养学家们的研究成果表明，一日三餐的合理分配方案是：早餐占当天总热量的30% ~40%；午餐占40% ~50%；晚餐占20% ~30%。这是符合正常健康人在一天生理活动中热能的供求量的，而且这个分配方案也适合高血压病患者的情况，同时也要考虑因人而宜的因素。

餐桌上的降压水果

近年来，国外兴起“水果疗法”热，科学家们运用水果防治心血管病，并可阻止致癌物质亚硝胺的生长和癌细胞增生，产生某种酶的活性。

甜瓜

甜瓜有降压、清热、除烦的作用，高血压病多见头晕目眩，可视体质情况常吃甜瓜，但体虚者不宜食之。

西瓜

西瓜对高血压病有良好的治疗作用，也可用西瓜翠衣10 ~12克，草决明1克，煎汤代茶饮，疗效甚好。其瓜仁也是一味良好的降压利尿药。

山楂

山楂能扩张血管，降低血压，降低胆固醇。可选野山楂10粒（鲜品为佳），捣碎加糖30克，水煎常服，有良好的降压、健胃作用。

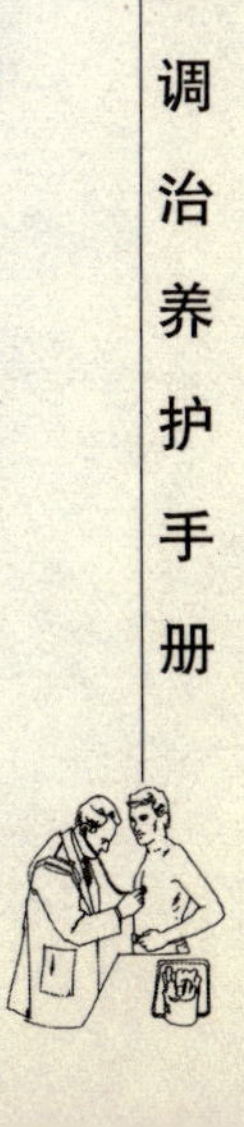

香蕉

香蕉含有多种维生素，能清热降压，可常食。用香蕉皮或果柄30～60克，煎汤服也有效。有条件的取适量香蕉花煎水服，疗效较佳。

柿子

近年来，柿子治高血压、动脉硬化、痔疮出血的效果受到人们的重视。可取鲜柿子榨汁，用牛乳或米汤调服，每次服半杯。

菠萝

常食菠萝能加强体内纤维蛋白的水解作用，对高血压水肿、血栓形成等，有改善血循环，消除水肿炎症的良好作用。

橘子

橘子含大量维生素C、枸橼酸及葡萄糖等10余种营养素。对慢性肝炎引起的高血压，多吃蜜橘可以提高肝脏解毒作用，加速胆固醇转化，防止动脉硬化。饭后常吃一只橘子，可增进食欲，消除高血压引起的消化功能紊乱。

乌梅

乌梅富含枸橼酸、苹果酸、琥珀酸。对高血压头晕失眠、夜难入睡，可取乌梅3枚加冰糖适量开水炖服，有降压、安眠、清热生津作用。

苹果

苹果内含苹果酸、枸橼酸、维生素A、B、C等10余种营养素。常食苹果可改善血管硬化。近年来，有人研究证实，多吃苹果有益于嗜盐过多的高血压病患者。

猕猴桃

猕猴桃为猕猴桃科植物，其果实柔软多汁，酸甜可口，营养丰富，含有蛋白质、脂肪、糖类、钙、磷、铁等营养成分。猕猴桃性味甘、酸、寒，具有解热止渴通淋的功能，适用于烦热咽干、暑热消渴，也可用于防治癌症、高血压病、心脏病等病症。常食猕猴桃及其制品，对高血压病、高脂血症、冠心病、癌症等疾病，具有预防和辅助治疗作用。

三"严"良语

高血压病患者采用水果降压只是一种辅助疗法，不能够仅靠三餐吃水果来降压，或是病情到了一定阶段，不服用任何降压药，这是十分不可取的。

多食蔬菜能降压

多吃某些蔬菜，能够预防或控制高血压病，你知道餐桌上常见的降压蔬菜吗?

芹菜

芹菜又称香芹、药芹、白芹等。我国各地均有栽培。芹菜性味甘、凉，功能清凉平肝，适用于高血压、头晕、头痛、目赤、目痛等症。芹菜含蛋白质、碳水化合物、维生素 A、维生素 C、维生素 P 及烟酸、钙、磷、芹菜甙、挥发油、胡萝卜素、甘露醇等营养成分。现代研究表明，芹菜中含有较丰富的维生素 P，可加强维生素 C 的作用，具有降压和降血脂作用，对原发性、妊娠性、更年期高血压均有明显作用。芹菜中的矿物质和纤维素，有镇静和保护血管、增强骨骼发育、预防缺铁性贫血和促进胃肠蠕动的作用。

菠菜

菠菜又名菠棱、菠斯草、赤根菜、鹦鹉菜，属藜科植物。菠菜性味甘、寒。生用能清热润肺，凉血行瘀；熟用能健脾开胃，止泻固精。中医视菠菜为良药，认为菠菜能生血、活血、止血、化瘀。临床实践证明，常食菠菜能和血通络，益血润肠，调中下气。

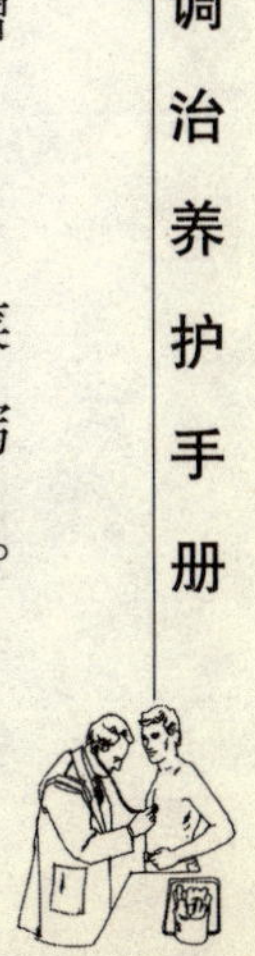

茼蒿

北京称为“蒿子秆”，南方称为茼蒿菜、蓬蒿菜，性味辛、甘、平，功能温脾养胃，化痰利气，适用于高血压、脾胃虚弱、脘腹胀满、小便不利、咳嗽痰多等症。现代医学研究发现，茼蒿营养丰富，除含有蛋白质、脂肪、糖类、粗纤维、胡萝卜素、多种维生素、尼克酸、钙、磷、铁外，还含有丝氨酸、苏氨酸、丙氨酸、亮氨酸、脯氨酸、苯丙氨酸等多种氨基酸及天门冬素、挥发油、胆碱等成分，其中铁、钙含量较多。茼蒿中的粗纤维较多，能助消化、通便和降低胆固醇。茼蒿中的挥发油、胆碱成分具有降血压作用。

小白菜

油菜、塌根菜、乌塌菜、瓢菜、大谷菜、鸡毛菜等都是这个家族的成员，所以小白菜是个大家族，品种繁多。小白菜性味甘、凉。具有散血消肿，清热解毒，通利肠胃的功能。适用于肺热咳嗽、便秘等。

每100克小白菜中，维生素C的含量达40~60毫克，是大白菜的2~3倍；每100克小白菜中胡萝卜素的含量为1~3毫克，与号称“小人参”的胡萝卜相近似；钙的含量在90~300毫克之间，其中以新疆产的小白菜含钙最多，高达392毫克。另外，铁和核黄素含量也都相当丰富。人体所需的8种氨基酸在小白菜中样样俱全。现代医学研究表明，小白菜对高血压病、冠心病、肾炎、骨质软化症、牙龈出血、坏血病和脑血管病均有辅助食疗作用。

洋葱

洋葱又名葱头、球葱、玉葱。其性味甘、辛，平，具有清热化痰、健脾消脂、解毒杀虫的作用，适用于高血压病、高脂血症、动脉粥样硬化症等。现代医学研究证明发现，洋葱除含蛋白质、粗纤维、糖类外，还含有丰富的维生素A、维生素B、维生素C和钙、磷、铁，还含有多种氨基酸和咖啡酸、柠檬酸、槲皮酸、苹果酸等。

洋葱还含有前列腺素A，能降低人体外周血管阻力，从而降低血压，并使血压长期稳定，对脆性血管有软化作用。

番茄

番茄俗称西红柿，性味甘又酸，微寒，具有生津止渴，健胃消食，止血利尿功能，适用于高血压病、眼底出血、食欲不振、口渴等症。

现代医学研究表明，番茄含蛋白质、脂肪、葡萄糖、蔗糖、维生素 B1、维生素 B2、维生素 C、纤维素及钙、磷、铁、锌等营养成分。番茄中的黄酮类物质有显著的降压、止血、利尿作用。维生素 C 可软化血管而防止动脉硬化。现代医学临床证实，经常吃些番茄对高血压、心血管病以及眼底出血等有一定疗效。

马铃薯

马铃薯又名土豆、洋芋等，性味甘、辛，性平，具有和中调胃、健脾益气、消炎解毒的功能，适用于消化不良、食欲不振、习惯性便秘、身疲乏力、筋骨损伤、关节疼痛、胃及十二指肠溃疡、慢性胃病、皮肤湿疹、腮腺炎等症。

现代医学研究发现，土豆含大量淀粉，以及蛋白质、糖类、钙、磷、钾、镁以及多种维生素等营养成分，为消化道疾病患者的上好食品。马铃薯中的龙葵碱，可减少胃液分泌，有缓解痉挛作用，同时马铃薯为高钾蔬菜之一，每 100 克马铃薯中含钾 502 毫克。钾盐能利尿，增加血管弹性，加速胆固醇在肠道内代谢，因此能预防血胆固醇增高，同时又有降压作用。马铃薯中所含的粗纤维有促进胃肠蠕动的作用，故能治疗习惯性便秘，这也有益于高血压患者。

山药

山药古称薯蓣，因其以河南怀庆县所产为佳，故又常称之为怀山药，性味甘、平。山药具有补脾养肺、益肾涩精的功能，适用于脾虚食少、泄泻、消瘦、乏力、肺虚久咳、肾虚遗精、小便频繁、带下及消渴等症。

现代医学研究发现，山药不但含有丰富的淀粉、蛋白质、无机盐和多种维生素、烟酸、抗坏血酸、胡萝卜素等营养成分，还含有多种纤维素，以及胆碱、皂甙、黏液蛋白等。能预防心血管系统脂肪沉积，保持血管弹性，防止动脉粥样硬化过早发生，还可减少皮下脂肪沉积，避免出现肥胖。值得提醒的是，山药有收敛作用，故大便燥结者，不宜食用。

冬瓜

冬瓜又名白瓜、枕瓜，性味甘、淡、微寒，具有清热利水、解毒生津、润肺消痰、赤膊防暑止咳的功能，适用于水肿、胀满、脚气、咳嗽、暑热烦闷、消渴、痈肿等症。

冬瓜除含有大量水分外，还含有蛋白质、糖类、粗纤维、多种维生素、钙、磷、铁、胡萝卜素等营养成分。冬瓜含钠量较低，对动脉粥样硬化、冠心病、高血压病、肾炎水肿等有辅助疗效。夏秋时节，经常食用冬瓜，有降压、减肥、利尿的作用。

苦瓜

苦瓜为葫芦科一年生草本植物。现代营养学研究表明，苦瓜含蛋白质、脂肪、碳水化合物、粗纤维等成分，还含有胡萝卜素、维生素 B_1、维生素 B_2、维生素 C、维生素 E 以及尼古酸等多种维生素，其中维生素 C 的含量每 100 克可达 56 毫克，这对保护血管弹性、维持正常生理功能以及防治高血压病、脑血管意外、冠心病等具有重要意义。

苦瓜是高钾食物，每 100 克苦瓜含钾量高达 256 毫克，而含钠量则相对很低，仅为 2.5 毫克，其 K 因子（钾/钠比值）为 102.4。有资料报道，凡 K 因子 >10 的食物对高血压病都有较好的防治作用，在膳食中适当增加钾的摄入，就能使血压降低。对于高血压病患者来说，经常食用苦瓜类高钾食物及其高钾食品，会有助于机体 K 因子的增高，从而起到降低血压的作用。

胡萝卜

胡萝卜又名金笋，丁香萝卜。在西方，胡萝卜备受人们青睐，被视为菜中上品，荷兰人把它列为“国菜”之一。

胡萝卜之所以被人们视为菜中上品，是因为它含有丰富的营养，尤其含有胡萝卜素。胡萝卜的颜色越深，所含的胡萝卜素越高。现代医学还发现，胡萝卜中含有槲皮素、山萘酚等物质，是组成生物类黄酮的有关物质，具有促进维生素C吸收的作用，可改善微血管的功能，能增加冠状动脉血流量，降低血脂，促进肾上腺素的合成，因而有降低血压、强心等功效。

值得提醒的是，吃胡萝卜时，应注意炒熟再吃，生吃或煮吃，不利于胡萝卜素的吸收。

海带

海带为大叶藻科植物大叶藻的全草。海带含大量粗纤维和较多糖类，还含有多种有机物和碘、钙、磷、铁等多种矿物元素及胡萝卜素。其性味甘、寒，具有软坚化痰、利水泻热、祛脂降压的功能。

现代医学研究表明：从海带中提取出褐藻酸钠盐有降压作用。我国沿海一带，民间早就有海带煎汤治疗高血压病的习俗。海带是一种碱性食品，经常食用会增加人体对钙的吸收。在油腻过多的食物中掺进点海带可减少脂肪在体内积存。

紫菜

紫菜性味甘咸寒，能降低血浆胆固醇。以紫菜与决明子共水煎服，可治疗高血压。

香菇

香菇含有多种化学成分，具有调节人体新陈代谢、帮助消化、降低血压等功效。

黑木耳

实验证明，黑木耳能降低血液凝集，因而对于高血压、血管硬化、冠心病等心脑血管病患者颇为有益。

银耳

适用于老弱妇孺，病虚体弱者，对高血压及血管硬化者尤为

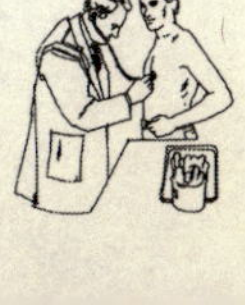

适宜。

茄子

紫色茄子中含有丰富的维生素P和皂甙等物质。常吃茄子，可使血液中胆固醇水平不致增高，还能提高毛细血管抵抗力，因而具有很好的保护心血管的功能。

竹笋

竹笋具有低脂肪、低糖、高纤维素的特点，是高血压病患者的适宜食物。

黄瓜

黄瓜所含纤维素对降低胆固醇有一定作用。临床实践还证明，黄瓜藤有良好的扩张血管、减慢心率、降低血压和胆固醇的作用。

其他常见降压食物

牛奶

牛奶是人人皆知的营养滋补之品，亦是男女老少皆宜的食品，营养成分十分丰富，除脂肪、蛋白质、碳水化合物及维生素外，尚含泛酸、肌醇、乳清酸。牛乳的蛋白质主要是含磷蛋白质——白蛋白、球蛋白，这些蛋白都含全部必需氨基酸，优于鱼类蛋白质，不仅容易被分解吸收，而且非常适合于人体的需要，尤其适用于病后体虚及慢性胃肠道疾病患者饮用。

牛奶性味甘、平，能补虚损，益肺胃，生津润肠。可治虚弱劳损、反胃噎隔、便秘等多种病症。牛奶中含有羟基、甲基戊二酸，能抑制人体内胆固醇合成酶的活性，从而抑制胆固醇的合成。此外，牛奶中含有较多的钙，也可降低人体对胆固醇的吸收。

蜂蜜

蜂蜜是蜜蜂科昆虫中华蜜蜂所酿的蜜糖，我国大部分地区有出产。蜂蜜中含有果糖、葡萄糖、蔗糖、多种维生素、多种矿物质、多种微量元素等营养成分。蜂蜜性味甘、平。能润肺、补中、缓急、解毒、滑肠通便。

现代医学研究表明，常食蜂蜜可促进人体组织的新陈代谢，增进食欲，改善血液循环，恢复体力，消除疲劳，增强记忆。蜂蜜还具有降血压、防止血管硬化、扩张冠状动脉、消除心绞痛的作用。

核桃

核桃又称胡桃，性味甘、温，具有补肾固精、温肺定喘、润肠的功能。核桃仁含有脂肪酸、蛋白质、碳水化合物及钙、磷、铁等营养成分，其中脂肪酸含量特别高，达到60%～70%，主要成分是亚油酸甘油脂，混有少量的亚麻酸、油酸甘油脂。这些不饱和脂肪酸能提供营养，有助于提高血清中白蛋白，同时能降低血清胆固醇，防止血管硬化，所以很适合心血管病患者食用。

现代医学研究表明，核桃仁所含的锌、铬、锰等微量元素在降血压、降血糖和保护心脑血等方面具有重要作用。锌不但有生血功能，而且可降低并消除镉的致高血压作用。人们经常食用核桃仁可减少高血压病的发生。

花生

花生又名长生果、落花生，为豆科植物花生的种子。其性味甘、温，具有补肺润燥、健脾和胃等作用，是日常生活中常食之副食品。

花生的营养价值颇高，每100克花生中含蛋白质27克，脂肪40克，糖类22克，钙71毫克，磷400毫克，铁2毫克，还含有较高的胡萝卜素、B族维生素、维生素E、胆碱等。花生含多种脂肪酸，其中80%以上为不饱和脂肪酸，且近一半为亚油酸，具有降低胆固醇、防治动脉粥样硬化、降低血压等作用。

现代研究表明，常食花生对冠心病、高血压病、脑动脉硬化等多种疾病有防治作用，且能增强记忆力，延缓人体细胞衰老，所以花生有“长生果”之美誉，人们常把它视为养生保健佳品。临床观

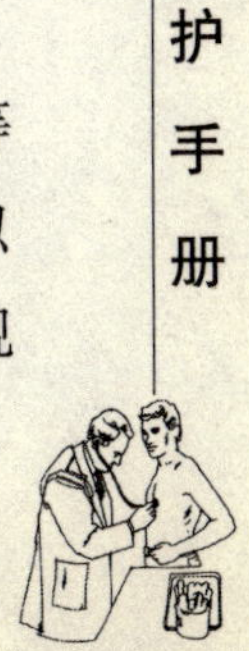

察发现，用醋浸泡花生米1周以上，每晚服7~10粒，可使高血压病患者的血压下降，有的甚至能接近正常水平。花生壳也有降压和降血脂的作用，将花生壳洗净冲开水代茶饮，对高血压病和高脂血症有一定的疗效。花生属于高脂肪、高热能食品，所以宜常食，但不宜多食。由于花生中所含的油脂成分具有缓泻作用，花生所含的油脂需要大量的胆汁来消化。因此，平素脾虚便溏者、患急性肠炎和痢疾者，以及胆囊切除的患者，均不宜食用花生。另外，霉变的花生含有黄曲霉素，可以致癌，所以受潮发霉的花生不能吃。

大蒜

又名胡蒜、蒜头、大蒜头、独头蒜等，性味辛、温，具有温中行滞、解毒杀虫的作用。现代医学研究发现，大蒜除含有蛋白质、脂肪、糖类、多种维生素、胡萝卜素、钙、磷、铁外，还含有大蒜辣素、硫醚化合物、芳樟醇等成分。近年研究又发现，大蒜中的蒜素和硒不仅可以降低血胆固醇，抑制血小板凝结，降血压，降血糖，可以有效地防治高血压病、冠心病、糖尿病及动脉硬化。所以，高血压病患者宜常食。

大葱

葱，又名青葱、小葱、四季葱等，性味辛、温，具有祛风解表、通阳发汗、宣肺健脾、解毒消肿的功能。葱的营养丰富。每100克大葱含蛋白质1.0~1.8克，小葱可达2.0克，其中上海的香葱可达2.5克。此外，含脂肪0.3~0.7克，钙12~89毫克，胡萝卜素1.0~1.6毫克，维生素B　0.05~0.09毫克，核黄素0.46毫克，维生素C的含量比苹果多10倍。葱的黏液中含有多糖类及丰富的果胶和纤维素。

现代医学研究表明，葱含有的前列腺素A，是类似激素的物质，有一定的降压作用。葱中所含有的钾和钙，有利于降压，对心血管病有一定的疗效。葱还具有增强纤维蛋白溶解性和降低血脂的作用，能溶解凝血块，避免发生血栓。经常食用葱配制的菜肴，可使胆同醇不易在血管壁上沉积，有助于防治动脉硬化和冠心病。

绿豆

绿豆，又名青小豆，性味甘、凉，具有清热解毒、消暑利水、止渴除烦、明目降压、利咽润肤、祛脂保肝的功能。

据测定，每100克绿豆中含蛋白质23.8克，脂肪0.5克，糖类58.8克，钙80毫克，磷360毫克，铁6.5毫克，胡萝卜素0.22毫克，维生素B_1 0.52毫克，维生素B_2 0.12毫克，烟酸1.5毫克。

现代医学研究表明，绿豆属高钾低钠食物，因此常食绿豆及绿豆制品可降低血压。炒绿豆芽也很适合高血压病和冠心病患者食用。

大豆

大豆按颜色分为黄豆、青豆、黑豆和褐豆四类，以黄豆为主，黄豆被誉为“豆中之王”。黄豆性味甘、平，能健脾宽中，润燥利水，活血解毒。黄豆含有丰富的蛋白质和脂肪，还含有丰富的卵磷脂和钙、铁、磷、维生素B_1、维生素B_2、维生素A、维生素E、叶酸、烟酸、生物素、大豆黄酮甙等营养成分。

黄豆中的脂肪含量为18.4%，其所含脂肪基本上为不饱和脂肪酸，其中亚油酸占55%，油酸占35%，亚麻酸约占6%，此外尚有1.64%的磷脂。这些不饱和脂肪酸能减少人体动脉壁上胆固醇的沉积，因而被营养学家推荐为防治高血压、动脉粥样硬化、冠心病等的理想保健食品。

研究表明，豆油在我国食用油类中抗动脉粥样硬化的效果最佳，它能明显地抑制心肌、肝脏和主动脉中脂类的沉积。另外，黄豆中的磷脂可除掉附在血管壁上的胆固醇，从而维持血管壁的软化，并可防止肝脏内积存过多的脂肪。

玉米

玉米又名玉蜀黍，性味甘、平，具有调中开胃、益肺宁心、清湿热、利肝胆的功能，适用于尿路感染、慢性肾炎、尿路结石、胆囊炎、肝炎、黄疸、自汗盗汗、高血压病、高脂血症、慢性鼻炎、

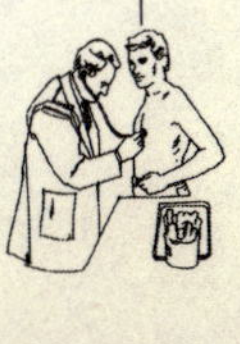

肠炎等症。

玉米除含淀粉外，还含有脂肪油、生物碱类，并含有维生素 B_1、维生素 B_2、维生素 B_6、烟酸、叶酸、生物素及玉蜀黍黄素、胡萝卜素、果胶、脂肪酸等成分。

据研究表明，玉米所含的脂肪为精米精面的4~5倍，而且富含不饱和脂肪酸，其中50%为亚油酸，可防止高血压病、冠心病、心肌梗死的发生，并具有延缓细胞衰老和脑功能退化的作用。

值得特别提出的是，玉米油是一种良好的药物。长期食用玉米油，可降低血中胆固醇并可软化动脉血管。玉米油是动脉硬化、高血压病、冠心病、脂肪肝、肥胖症患者和老年人理想的实用油。

蚕豆

蚕豆，又称胡豆、佛豆、南豆等，性味甘、平，具有健脾化湿、补中益气、止血降压、涩精实肠、利尿消肿、解毒止带的功能。蚕豆含有丰富的蛋白质和磷脂，胆碱、葫芦巴碱、烟碱、维生素B1、钙、铁、钾、钠、镁等多种营养成分，尤其是其中的钾含量较高。

现代医学研究表明，蚕豆所含丰富的植物蛋白可以延缓动脉硬化，蚕豆中丰富的粗纤维可以降低血液中的胆固醇，因此蚕豆对于治疗动脉硬化、高血压及抗衰老有较大的功效。粗纤维能促进肠胃蠕动，具有通便作用。

红枣

红枣又称大枣、干枣等，含蛋白质、糖类、有机酸、黏液质、维生素及钙、磷、铁等营养成分。其中维生素C含量在果品中名列前茅，含糖量高达60%以上。红枣性味甘、温。具有补脾和胃、益气生津的功能，常用于脾虚便溏、胃虚食少、气血不足、营卫不和、心悸怔忡等症。

现代医学研究表明，红枣中含有的环磷酸腺苷有扩张血管的作用，可改善心肌的营养状况，增强心肌收缩力，有利于心脏的正常活动。另外，红枣中丰富的芸香甙和维生素P能保护人体的毛细血管，并能降低血压。

虾皮

虾皮是“中国毛虾”的干制品，物美价廉，营养丰富。据测定，每100克虾皮含蛋白质20克，含钙2000毫克，磷1000毫克，比肉、鱼、蛋、牛奶的含量高。虾皮性味甘、平。能补肾壮阳，补钙降压。适用于高血压病、阳痿、消化不良、脾胃虚弱等患者。现代医学研究表明，适当进补含钙量多的食品，可使高血压患者血压下降，并能防治脑血管意外的发生。虾皮对高血压患者来说，既可提高食欲，又有益于健康。

芝麻

芝麻，又名胡麻。芝麻含60%的脂肪油和蛋白质、芝麻素、芝麻酚、卵磷脂、维生素E、维生素B以及铁、钙等营养成分，其性味甘、平，能补血明目，祛风润肠，生津通乳，益肝养发。适用于身体虚弱、头发早白、贫血萎黄、津液不足、大便燥结、头晕耳鸣、高血压病、高脂血症、咳嗽、乳少、烧虫、痢疾、尿血等患者。

现代医学研究表明，长期服用芝麻不仅可延缓衰老，而且可以防治高血压病和高血脂症。芝麻油更是高血压患者的饮食佳品，长期食用芝麻油能够显著降低高血压的发病率，而且还会减少高血压患者为了降低血压所必须服用的药物数量。

醋

醋是以米、麦、高粱、酒糟等食物酿制成的酸味液体。醋性味酸、苦、温。能活血散癖，开胃消食，消肿软坚，散瘀破结，解毒杀虫，治癣疗疮。适用于消化不良、感冒、高血压、动脉硬化、寄生虫病、晕厥及外用于癣疮等患者。

现代医学临床证实，用醋泡花生米，每日食用，可降低血压，软化血管，减少胆固醇的沉积，是预防心血管疾病的良药。

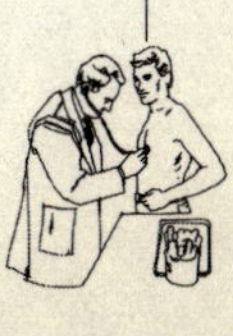

高血压患者保健食谱

降压主食

荷叶粳米饭

【原料】鲜荷叶 2 张，粳米 100 克，红枣 10 枚，精盐 2 克。

【做法】粳米置砂锅内煮至开花状，红枣去核洗净，再将新鲜荷叶洗净、平铺，将开花米状的半熟饭与红枣、精盐搅匀置入荷叶内，包扎好，置于蒸笼内，文火慢蒸至饭香即可。

【功效】本饭鲜香可口，具清心养血之功效，对高血压合并冠心病患者很为适宜。

【营养含量】荷叶性味甘、寒，具清热生津、凉血散瘀之功，含有蛋白质、维生素 C、维生素 B、卵磷脂及糖类等营养物质；红枣含有蛋白质、有机酸、维生素 C、维生素 A、维生素 B_2 以及糖类营养物质；粳米所含的碳水化合物、热量以供人体所需。

荞麦绿豆饭

【原料】荞麦 50 克，绿豆 50 克，粳米 150 克，大枣 10 枚。

【做法】选择净衣荞麦清水洗净，绿豆浸泡 15 分钟后净衣，大枣洗净去核，先将粳米与绿豆煮沸，再入荞麦与大枣，煮至香味甜熟为度。

【功效】味香可口，开胃宽肠，具有养心气、利血脉之功，从而起到调理血压的作用。

【营养含量】热量适中。荞麦的茎和叶含有芸香甙、槲皮素等黄酮类物质；绿豆为高钾低钠食物，大枣含多种维生素，其营养价值符合高血压高钾低钠的原则。

玉米红枣饭

【原料】玉米50克，红枣10枚，糯米150克，猪骨250克。

【做法】取新鲜猪骨熬汤至500毫升（以汤呈浊亮色为度），将玉米用清水洗净后再置清水中浸泡15分钟，红枣洗净去核。玉米、糯米、红枣先置到饭锅内，放入猪骨汤，再加入适量的清水，将米饭煮至香熟为度。

【功效】满足人体热量和营养的正常需求，玉米、大枣有降低胆固醇，调和肝、脾，渗湿利水的相互作用。

【营养含量】玉米含有较多的不饱和脂肪；大枣是维生素类含量较多的果物，如维生素C、维生素A、维生素B_2、维生素P等；猪骨汤性温、味甘，每100克含优质蛋白2.5克。本品符合高血压患者优蛋白、低脂肪的营养原则。

橘红米粉饼

【原料】橘红粉30克，白糖200克，米粉500克。

【做法】将橘红粉与白糖混匀，做馅备用；将米粉用水湿润，撒在蒸笼的屉布上，盖好盖，用武火蒸20分钟左右，冷后再摊在洁净的屉布上，用刀压平，撒上橘红馅，上面再撒一层米粉，压实成饼，切成长4厘米，宽3厘米的小块即成。

【功效】本品养胃健脾，祛痰化浊，对痰浊中阻型高血压有较好作用。

【营养含量】橘红味甘酸微苦，主要成分含柚皮甙、蜜橘红素、野漆树甙、积属甙、新橙皮甙等。

胡萝卜莲肉饭

【原料】胡萝卜200克，莲子肉30克，粳米150克，大枣

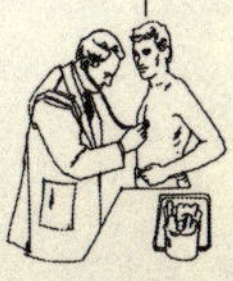

10枚。

【做法】鲜胡萝卜200克洗净（不去外皮），分两次煮沸取汁500毫升；莲子去心用冷水浸泡20分钟；大枣洗净，去核；取胡萝卜汁并加水适量同莲肉、粳米、大枣共煮至香熟为止。

【功效】味甘，性平，能补脾养肝，强心利尿，对心、肾均具有滋养功效。

【营养含量】胡萝卜含有维生素A、维生素C和维生素B_1及钙、钾、磷、铁等元素，同时所含槲皮素、山奈酚能增加冠脉血流量，降低血脂，促进肾上腺素合成，有降低血压的效应。

玉竹燕麦糊

【原料】玉竹30克，燕麦片100克，蜂蜜适量。

【做法】玉竹用水泡发后洗净，冷水煮沸20分钟，沥出汁。再净水煮沸20分钟，沥汁；将2次玉竹汁混匀，加入麦片置砂锅内，文火熬煮成稠厚粥状，加入适量蜂蜜，调匀即成。

【功效】香甜可口，具养阴滋液、清热熄风功能，对高血压伴动脉硬化、冠心病及心功能衰竭者均为适宜。同时，常服可防治中风及眼底出血。

【营养含量】玉竹性味甘平，其药物成分具养阴滋润作用，对肝肾阴虚者，无论是阳亢内热，还是外感发热，均能养阴清热；燕麦片每100克所含芸香甙、槲皮等黄酮类物质，对高血压及毛细血管脆弱性出血作用好。

大豆粳米饭

【原料】大豆50克，粳米100克，猪骨汤500毫升。

【做法】大豆洗净，在净水中浸泡2小时，待发即取；粳米淘净与大豆和匀，猪骨汤置饭锅内，武火煮沸后，文火慢煮香熟即成。

【功效】本饭营养充足，益气养生。经常服食有益于降低血脂。

【营养含量】大豆含有丰富的不饱和脂肪酸、维生素 E 和卵磷脂，这 3 种物质均可起到降低血中胆固醇、低密度脂蛋白及甘油三酯水平。同时还含有大量的皂甙，这种物质不仅能有效地降低血脂，还能减轻和预防动脉硬化。其蛋白质的含量亦极高，每 100 克大豆中蛋白质含量为 36. 3 克，必需氨基酸为 14. 11 克，非必需氨基酸为 22. 19 克。猪骨汤所含的蛋白质、脂肪、碳水化合物、钙、磷、铁，可提供足够的热量。

芝麻藕粉糊

【原料】黑芝麻 50 克，藕粉 50 克，脱脂奶粉 30 克，白糖适量。

【做法】黑芝麻淘沙洗净、沥干、炒香；藕粉和奶粉和匀，取适量温净水，置碗盆边搅动，调成清糊；锅下用文火，置清糊于锅后，边搅边入芝麻，后入白糖，烧成透明糊状即可。

【功效】该糊有滋养肝肾、抑脂、止血的作用，高血压合并高血脂者及眼底出血时均可服食，尤以脑血栓形成者为宜。

【营养含量】藕粉含有淀粉、蛋白质、天门冬素、维生素 C、卵磷脂、糖及维生素 B，有清热生津、凉血散瘀的功效；牛奶含有羟基和甲基戊二醇，能抑制人体胆固醇合成酶的活性，从而抑制胆固醇的合成。同时，还含有较多的钙也可降低人体胆固醇的吸收。

冰糖香白莲糊

【原料】白莲子 500 克，冰糖 100 克，纯碱 10 克。

【做法】莲子和适量纯碱置于不锈钢锅内，注入清水拌匀，以淹没莲子为宜，置武火上加热直到莲子能搓去表皮为止，取小竹签插去莲心。然后用适量开水，将莲子下锅稍漂洗迅速起锅，盛于碗中；将冰糖用滚开水溶化和莲子装入碗盆内，上蒸笼，用武火上蒸约 30 分钟，至莲子烂熟即成。

【功效】本点心香甜鲜脆，具有清心安神、补肾涩精之功效，对

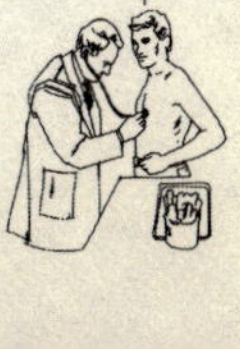

高血压并冠心病和老年人肾精不足者，效果为佳。

【营养含量】莲子含有蛋白质、脂肪、天门冬素、淀粉、棉子糖、钙、磷、铁等营养物质。

地龙鸡蛋饼

【原料】活地龙5条，鸡蛋2个，面粉150克，精盐、葱花适量。

【做法】将活地龙放入清水盆内，浸泡2~3天，使体内污物排尽；将地龙捣成泥状与鸡蛋、面粉、精盐、葱花搅匀，做成圆形小薄饼；用文火油锅，逐个煎熟即可。

【功效】该饼具有平肝风、通经络的作用，肝阳上亢和中风者皆可服食。

【营养含量】地龙含有脂肪酸、花生四烯酸、地龙解热素、次黄嘌呤、地龙素、地龙霉素、蚯蚓磷脂，同时还有谷氨酸、苯丙氨酸及苏氨酸等多种氨基酸，以及胆留醇、胆碱，核酸衍生物等；鸡蛋含有蛋白质、脂肪、钙、磷、铁、维生素A、硫胺素、核黄素、尼克酸等；面粉含有蛋白质、必需氨基酸和非必需氨基酸。

淮山芝麻糊

【原料】淮山药15克，黑芝麻120克，大米60克，鲜牛奶200毫升，冰糖120克，玫瑰糖6克。

【做法】大米淘净，用净水浸泡1小时，捞出沥干；淮山药切成小粒；黑芝麻洗净，沥干水，文火炒香。将大米、淮山药、芝麻同时放入容器内，加适量净水和牛奶拌匀，磨碎，滤出浆汁待用。冰糖溶化后放入锅中，烧沸，加入芝麻浆汁和玫瑰糖，继续烧沸，边烧边搅动，待香熟成糊状即可。

【功效】本糊功能滋阴补肾，对肾精亏虚型高血压患者最为适宜。

【营养含量】淮山药味甘平、性温，含有蛋白质、淀粉酶、氨基酸、维生素 C 和碘；芝麻多含油脂，养阴润躁作用强；鲜牛奶含有蛋白质、脂肪、碳水化合物、热量、钙、磷、铁和维生素 A 等，其胆固醇含量很低，100 克中只有 23 毫克。

降压粥

莲肉粥

【原料】莲子粉 15 克，粳米 300 克，红糖 10 克。

【做法】将莲子粉、洗净的粳米、红糖同放入砂锅，加水适量，用大火煮沸后即改用小火，煮至粥黏稠即可。

【功效】补脾止泻，益肾固精，养心安神。适用于高血压病及脾虚泄泻、肾虚不固、心悸、虚烦、失眠等症。凡有外感或实热证者不宜服。

芹菜山楂粥

【原料】芹菜 100 克，山楂 20 克，大米 100 克。

【做法】把大米淘洗干净，山楂洗净切片，芹菜洗净切颗粒。把大米放入锅内，加水 1000 毫升，置武火烧沸，再用文火煮 30 分钟，下入芹菜、山楂，再煮 10 分钟即成。每日 1 次，当早餐食用。

【功效】生津止渴，降低血压。适用于风痰上逆高血压患者食用。

茄子粥

【原料】紫茄 200 克，肉末 50 克，粳米 100 克。

【做法】将茄子洗净，切成丝，用沸水焯一下，沥去水备用。炒锅置火上，加植物油，烧至七成热时，加葱花、姜末，煸炒出香，

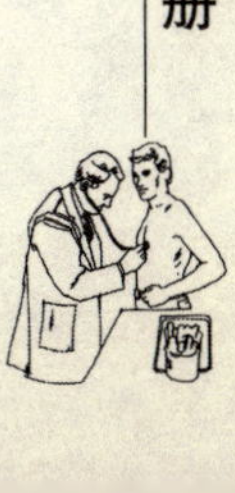

加肉末、料酒，熔炒至肉将熟时，加入茄丝翻炒片刻，离火待用；将粳米淘净，放入砂锅，加水适量，煨煮成稠粥，粥将熟时，拌入茄丝、肉末，加精盐、味精，再煮至沸即成。每日早、晚分食。

【功效】清热活血，利尿降压。适用于高血压病、冠心病、动脉硬化症患者。

桑叶荷叶粥

【原料】桑叶 10 克，鲜荷叶 1 张，粳米 100 克，砂糖 10 克。

【做法】先将桑叶、鲜荷叶洗净，煎汤，去渣取汁。加入洗净的粳米，再加水适量，小火熬粥，加入砂糖调匀即可。供早晚餐温热服，或作点心服食。

【功效】降压降脂，散瘀解暑。适用于高血压病、高脂血症、肥胖症患者。

韭何首乌粥

【原料】何首乌 50 克，粳米 60 克，冰糖适量。

【做法】先将何首乌放入砂锅，加水浓煎取汁，与粳米、冰糖同煮为粥，早晚服用。

【功效】可养肝肾，益精血。适用于高血压病、动脉硬化患者。

桂心粥

【原料】粳米 100 克，桂心末 7 克。

【做法】桂心末用水冲洗，沥干水分；粳米洗净，加水适量，用小火煮至粥将熟时放入桂心末，再小火煲片刻即可。趁热食用。

【功效】降压降脂。适用于各类型高血压病、高脂血症患者。

柠檬玉面粥

【原料】柠檬 75 克，蜂蜜 30 毫升，玉米面 100 克。

【做法】将柠檬切成片，用蜂蜜渍透；玉米面适量加水，小火煮至粥状即可。食用时每次加柠檬5片，每天2次。

【功效】降压。适用于各种类型的高血压病患者。

玉米木耳粥

【原料】玉米粒150克，黑木耳10克（冷水浸泡）。

【做法】将玉米粒用压力锅加水300毫升，煮至将烂时，改用普通锅，放入木耳同煮为粥，下盐，调匀。每日早晚空腹服。

【功效】适用于高血压，冠心病患者。

淡菜粥

【原料】淡菜50克，粳米50克。

【做法】淡菜温水浸泡3小时后烧开去心与粳米煮成粥，每日早晚温服。

【功效】适用于高血压患者。

玉米粉粥

【原料】玉米粉50克，粳米100克。

【做法】玉米粉放入大碗内，加冷水调稀；将粳米洗净，放入锅内，加清水适量，用大火烧沸后，转用小火煮至粥将熟时，倒入玉米粉糊，边倒边搅，继续用小火煮至粥稠。每天2次，早晚餐食用。

【功效】益肺宁心，调中开胃，降脂，利尿，防癌。适用于高脂血症、冠心病、动脉硬化、癌症等症。

韭白粥

【原料】韭白30克，粳米100克。

【做法】将韭白洗净，粳米淘净，一同放入锅内，加清水适量，用大火烧沸后，转用小火，煮至米烂粥稠。每天2次，早晚餐食用。

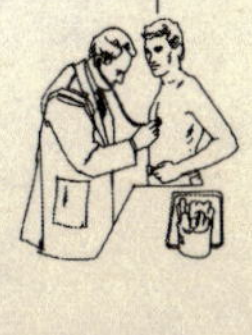

【功效】活血降压。适用于高血压病、动脉硬化等症。

松花蛋粳米淡菜粥

【原料】松花蛋2个，粳米100克，淡菜50克，盐、麻油适量。

【做法】将淡菜用热水浸泡发软，剪洗干净，放入碗内，加料酒，上笼蒸至烂熟为度；松花蛋去壳，切成碎米粒状。粳米淘洗干净，入锅加清水上火烧开，再入淡菜、皮蛋、精盐，熬煮成粥后，入麻油即成。

【功效】平肝，明目，降压。适用于高血压及耳鸣目眩等症。

何首乌大枣粥

【原料】何首乌60克，粳米100克，大枣、冰糖适量。

【做法】何首乌加水煎浓汁，去渣后加粳米、大枣3～5枚、冰糖适量，同煮为粥，早晚食之。

【功效】有补肝肾、益精血、乌发、降血压之功效。

鸭肉粥

【原料】青头雄鸭1只（约750克），粳米50克，葱白适量。

【做法】将青鸭去毛及内脏，洗净，片下鸭肉，斩成末；粳米、葱白洗净，加入鸭肉末及水适量，用小火煮至肉熟粥稠黏即可。亦可用鸭汤煮粥，不放盐，但可加入黄酒去腥。每天2次，空腹温热食，7天为1个疗程。

【功效】补益脾胃，利水消肿，滋阴养血。适用于高血压病引起的水肿等症患者。

荷叶粥

【原料】鲜荷叶半张或干荷叶50克，粳米60克，冰糖少许。

【做法】先将荷叶洗净切碎，放入砂锅中水煮取汁，再与粳米、冰糖同煮为粥，早晚服用。

【功效】可清热解暑，降脂减肥。适用于高血压。

冬瓜粥

【原料】新鲜带皮冬瓜 100 克，粳米 150 克。

【做法】将冬瓜洗净，切碎；粳米淘洗干净，加入冬瓜及水适量，用大火烧沸，然后改用小火煮至粥稠黏即可。每天早晚空腹温热服食。

【功效】降压降脂。对高血压病和肥胖症有很好的辅助治疗作用。

山楂银耳粥

【原料】山楂、银耳各 10 克，大米 100 克。

【做法】把山楂洗净，切片；银耳发透去蒂根，撕成瓣状；大米淘洗干净；把大米、山楂、银耳放入电饭煲内，加水适量，如常规将其煲熟即成。每日 1 次，当早餐食用。

【功效】滋阴润肺，降低血压。适用于风痰上逆型高血压患者食用。

冰糖五彩玉米粥

【原料】嫩玉米粒 100 克，鸡蛋 1 只，豌豆、枸杞子、菠萝丁、冰糖、湿淀粉各适量。

【做法】将嫩玉米蒸熟或用干净纱布包起来，用小排面杖压烂，放入开水中煮至熟烂；加入菠萝丁、豌豆、枸杞子、冰糖，小火煮 5 分钟，用湿淀粉勾芡；随即将鸡蛋打入锅内搅匀成蛋花，烧开即可。

【功效】降脂降压，降糖止渴。适用于高血压病、高胆固醇血症、糖尿病患者。

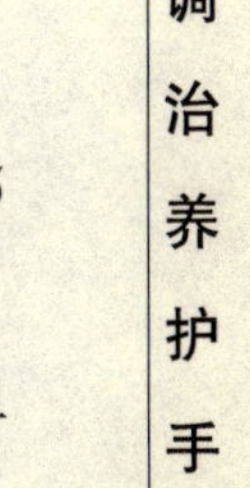

降压菜肴

枸杞党参焖田鸡

【原料】枸杞子30克，桑椹30克，田鸡500克，红枣10枚，猪骨汤300毫升，花生油60毫升，精盐、酱油、红辣椒、姜末、黄酒、味精、葱花各适量。

【做法】田鸡洗净，取鸡脚，放入少许精盐、黄酒，在油锅内爆炒几遍，铲出；枸杞子，红枣（去核），洗净，桑椹洗净，纱布袋包扎；砂锅内放入猪骨汤，党参、红枣、枸杞子武火煮沸15分钟，捞出桑椹药袋，再放田鸡肉，待鸡肉半熟时，再入精盐、酱油、辣椒丝、姜末、味精、葱花，文火焖至香浓即可。

【功效】滋阴养血，平肝降压。适宜于肝肾阴虚型的高血压患者。

鱼香茄子

【原料】鲜嫩紫茄300克，猪瘦肉50克，精制植物油、蒜泥、豆瓣酱、姜丝、葱花、料酒、湿淀粉、麻油各适量。

【做法】鲜嫩紫茄洗净，去蒂后切成手指粗的条，猪肉洗净后切丝，备用。锅置火上，加植物油烧至七成热，加入肉丝煸炒，再加入蒜泥、豆瓣酱炒至肉发红，倒入紫茄条继续炒至皱皮，加姜丝、葱花及料酒，烧片刻后用湿淀粉勾芡，淋入麻油即成。佐餐食，量随意。

【功效】宽中活血，消肿降压，降胆固醇。适用于高血压病、冠心病、高脂血症患者。

双草凤尾鱼

【原料】夏枯草30克，益母草30克，凤尾鱼750克，菜籽油40

毫升，猪骨汤100毫升，精盐、酱油、鲜红椒、生姜、葱白、味精各适量。

【做法】夏枯草、益母草，洗净，分两次煎取浓缩液100毫升；凤尾鱼剖开，去肚杂剁块状，抹上少许精盐、酱油、稍腌，在油锅中快爆几遍；放入猪骨汤，武火煮沸，再放精盐、酱油、鲜红椒丝、生姜，文火慢焖至香熟，将药汁从锅边倒入，并加入葱白、味精，焖片刻即成。

【功效】活血养血，平肝降压。适用于中风后遗症的瘀血阻隔者。

猪肉焖芹菜

【原料】猪肉150克，芹菜200克，植物油60毫升，黄酒、精盐、豆豉、白酱油、生姜、蒜茸各自适量。

【做法】选瘦多肥少猪肉剁细撒上少许盐和黄酒。芹菜去掉老枯叶和根茎，洗净切成3厘米长段，撒入少量精盐抖匀，使用时沥干水分。将精盐、白酱油、味精、豆豉汁（先用温水浸抖）兑成滋汁。锅烧热后，放入植物油至七成热时放入猪肉快速滑散，灌出多余的油和黄酒，放入生姜和蒜茸，炒出香味，放入芹菜煸炒，待芹菜段生色，即放入备用滋汁，收汁时出锅即可。

【功效】滋养肝肾阴液。适用于高血压眩晕、口干咽燥的阴液不足患者食用。

杜牛腰仲花

【原料】杜仲30克，淮牛膝20克，猪腰200克，花生油50毫升，精盐、黄酒、酱油、食醋、姜末、蒜瓣、葱花、味精各适量。

【做法】银杜仲、淮牛膝洗净，熬成浓汁100毫升；猪腰剖开两片，清出腰臊筋膜，切成花状，放入黄酒、食醋、稍腌片刻；油锅烧红，先放姜、蒜、葱快速炒散，放入腰花爆炒，待快熟时，沿锅边倒入药汁，翻炒几遍，再放酱油、味精，均炒匀即可。

【功效】滋肾柔肝，强筋振痿。适用于中风后偏瘫和下肢无力者。

蒸香菇鲫鱼

【原料】大香菇100克，活鲫鱼500克，熟笋50克，葱、姜、精盐、绍酒、花生油各适量。

【做法】香菇用冷水洗净，去根，用温水泡软。葱切节和丝，姜切片和丝；鲫鱼刮去鳞，剖腹，去内脏，掏去鱼鳃，洗净；鲫鱼加绍酒、精盐、葱节、姜片拌匀，腌渍片刻，弃去葱、姜，将香菇片、熟笋片平铺在鱼身上，放姜丝、葱丝，上笼用旺火蒸约15分钟取出，再放葱丝少许，用烧热的花生油浇在鱼身上即成。

【功效】益气活血，利水消肿。适用于气血虚型高血压合并肾功能不全症患者。

玉竹茄子煲

【原料】玉竹50克，茄子300克，猪瘦肉100克，香油、清汤、黄酒、精盐、味精、蒜泥、葱白各适量。

【做法】玉竹沸煮两次，取浓汁100毫升；茄子洗净，切成方块状，放清水中浸10分钟，在沸水锅内煮至软状，再入油锅爆炒几遍；用砂锅置武火上，放入茄子、猪瘦肉（剁成肉泥）、香油、黄酒、蒜泥及清汤，数沸浓汁时，倒入药汁，加上精盐、酱油、味精、葱白，文火煲至香熟即可。

【功效】滋阴解表，清热润肠。适用于高血压的阴虚患者兼外感或便秘。

清炒西瓜皮

【原料】西瓜皮500克，植物油50毫升，精盐、味精、豆豉适量。

【做法】取鲜西瓜皮，去掉翠衣（刨去表皮），切成薄片。油烧至七成熟用武火翻炒，待色呈青活色时加入食盐、豆豉（先用温水浸泡磨匀）汁和味精，再用文火稍焖至熟。

【功效】清肝脾湿热。适用于各种类型高血压。

腐竹葫芦双瓜皮

【原料】腐竹 100 克，精瘦肉 250 克，葫芦壳 50 克，冬瓜皮 30 克，西瓜皮 30 克，植物油 50 毫升，黄酒、精盐、酱油、胡椒粉、葱花、味精适量。

【做法】腐竹洗净，切断，用清水浸发；精瘦肉洗净，切片状，用少许精盐、酱油、精酒腌 5 分钟；将葫芦壳、冬瓜皮、西瓜皮武火煎取浓汁 100 毫升；植物油在红锅内烧至七成熟，将猪瘦肉爆炒几遍铲出，放入腐竹，用文火慢炒半熟时，将葫芦汁倒入，待汁浓缩时，再人肉片和精盐、酱油、胡椒粉、葱花、黄酒，稍焖即可。

【功效】清利排泄，保护血管。对肾性高血压患者较为适宜。

蒜苗炒豆腐

【原料】蒜苗 100 克，豆腐 2 块，精制植物油、精盐、花椒水、生姜末各适量。

【做法】将蒜苗择洗干净，切成 2 厘米长的段。炒锅上火，放油烧热，放生姜末，下整块豆腐炒碎，放入精盐、花椒水、蒜苗，炒至八九成熟即成。佐餐食，量随意。

【功效】益气和中，解毒行滞。适用于高脂血症、高血压病、糖尿病、动脉硬化症患者。

莲子百合煲瘦肉

【原料】莲子 50 克，百合 50 克，红枣 10 枚，瘦猪肉 250 克，

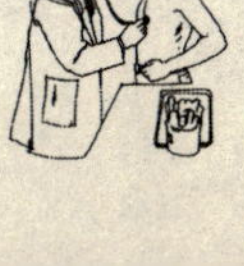

香油50毫升，精盐、酱油、味精、姜、葱各适量。

【做法】莲子（红色、不去心），洗净用清水浸泡1小时；百合、红枣（去核）洗净，瘦肉洗净切片状；先将莲子放入砂锅内加入适量净水武火煮沸，再放入百合和精瘦肉，文火慢煮，至半熟香时放入香油、精盐、酱油、味精、姜、葱，煲至烂熟即可。

【功效】养心安神，固肾填精。适用于高血压合并冠心病，心神不宁患者。

炒洋葱头

【原料】取洋葱头120克，食用油、食盐、酱油适量，香醋、白糖少许。

【做法】取洋葱头去掉外皮，洗净，切丝。旺火热锅加食用油，放入洋葱丝翻炒，加入食盐、酱油、香醋、白糖调味，拌炒均匀。佐餐食用。

【功效】降低血脂。防治高血压、冠心病、高脂血症、溃疡病等。

野鸭蒸蒜杞

【原料】野鸭1只，大蒜头100克，枸杞50克，香油50毫升，黄酒、精盐、酱油、红辣椒、大茴粉、味精、姜、葱各适量。

【做法】将野鸭开膛，取出内脏，洗净，用少量精盐和酱油、黄酒擦抹鸭全体；大蒜头分瓣，洗净和枸杞同置于鸭胸脯内，合好用牙签作联合，置于碗盆内，上笼，蒸熟烂；在油锅上将辣椒丝、姜、葱和盐、酱油、大茴粉搅炒成油汁；将出笼鸭肉（蒜、枸杞去掉）撕成条状拌匀即可。

【功效】补益中气，活血降压。适用于肾性高血压病。

苦瓜炖豆腐

【原料】鲜苦瓜200克，嫩豆腐2块（约200克），葱花、姜末、精盐、味精各适量。

【做法】将苦瓜洗净，去子、瓤后切成薄片，放在沸水中焯一下，捞出备用。嫩豆腐以清水冲洗，切成1.5厘米见方的小块，放入热油锅中稍炸片刻，加清汤适量，加苦瓜片、葱花、姜末，中火煨煮10分钟，加精盐、味精，拌匀即成。佐餐食，量随意。

【功效】涤热除烦，补钙降压。适用于高血压病、高脂血症、骨质疏松症患者。

萝卜拌香菜

【原料】萝卜300克（红、白均可），香菜25克，红辣椒、青辣椒各20克，麻油20毫升，精盐、陈醋、胡椒粉各适量。

【做法】香菜除杂质，连根洗净沥干；萝卜洗净（不去皮），切成细丝，加入精盐腌浸约10分钟，用手挤干水分，放入盆中；辣椒去蒂、去籽切丝，加入少量精盐腌3分钟后与萝卜丝混匀，再放入沥干的香菜和精盐、醋、胡椒粉、麻油拌搅数遍即可。

【功效】酸辣相兼，醒脾开胃。适用于高血压患者伴食滞不消、腹胀满者。

葛根芦笋煲牛筋

【原料】鲜葛根（淀粉）50克，芦笋100克，牛筋500克，植物油60毫升，黄酒、蒜瓣、精盐、酱油、姜片、葱白各适量。

【做法】鲜葛根经小磨后澄取淀粉；芦笋洗净，清水浸泡；牛筋洗净，切断，清水浸30分钟，先在油锅内爆炸几遍，置入砂锅内，加入黄酒、蒜瓣、姜片，武火煲至七成熟，放入芦笋，文火慢煲1小时，将葛根粉用清水化溶，倒入砂锅内，放上精盐、酱油、葱白、煲至汁浓熟即可。

【功效】升清阳，降浊阴。适用于肝肾阴虚，筋骨痿软的高血压和中风后遗症。

山楂肉片

【原料】山楂片100克，荸荠50克，猪腿精肉250克，植物油60毫升，鸡蛋2只，精盐、黄酒、姜末、葱花各适量。

【做法】山楂片，洗净，分两次煎液，文火浓缩至100毫升；猪脚精肉洗净，切薄片状，用鸡蛋清和适量淀粉调成糊状；荸荠洗净，去外皮切片，在油锅内烧至六成熟；将肉片糊下油锅炸至浮起，呈黄白色时，加荸荠片熔炒，再放入山楂浓汁煮热，放入黄酒、葱花、姜末、翻炒出香，加精盐、味精，再炒几遍即可。

【功效】滋补肝肾，泄浊降压。适用于各类症型的高血压。

天麻鲤鱼

【原料】鲤鱼1条（约500克），天麻25克，姜、葱、精盐各少许。

【做法】葱、姜去皮洗净，切丝；鲤鱼去鳞及内脏，洗净；将天麻及适量姜、葱、精盐置于鱼腹内；鲤鱼上笼，以中火蒸15分钟即成。佐餐用。每次食鱼肉50克，每日2次。

【功效】平肝潜阳。对妊高症伴头目眩晕、头痛等症有较好的辅助治疗效果。

双钩灵芝焖乌鸡

【原料】双钩藤30克，灵芝30克，仔乌鸡1只，猪骨汤300毫升，菜籽油60毫升，精盐、黄酒、食醋、酱油、鲜红椒、味精、生姜、葱白各适量。

【做法】双钩藤、灵芝洗净，分两次水煮，浓缩汁100毫升；仔乌鸡用水焖死，去毛和内杂，切成块状，在油锅内爆炒数遍，渗入黄酒、食醋，放入猪骨汤，武火煨沸，待汤汁浓香时，从锅边倒入药物浓缩汁，再加红椒丝、生姜、葱白、味精焖至鸡肉烂熟即可。

【功效】滋肾养肝，宁心降压。适用于标实本虚的高血压病。

红杞蒸鸡

【原料】枸杞子 15 克，子母鸡 1 只（约 1500 克），姜、葱、清汤、精盐、绍酒、胡椒粉、味精各适量。

【做法】子母鸡宰杀后洗净，剖腹去内脏，切去爪，冲洗干净。用沸水汆透，捞出，入凉水内冲洗干净，沥净水分。枸杞洗净，姜切成大片，葱剖开，切成寸节。将枸杞放入鸡腹内，鸡放入坛子内（腹部朝上），摆上姜片、葱节，注入清汤，加入精盐、绍酒、胡椒粉，用湿棉纸封口，上笼旺火蒸约 2 小时，立即取出，揭去棉纸，调味即成。

【功效】滋补肝肾。适用于老年肾虚型高血压病患者。

鸡丝拌芹菜

【原料】鸡脯肉 100 克，芹菜 200 克，精盐、味精、芝麻油各适量。

【做法】鸡脯肉洗净，煮熟，撕成细丝；芹菜去根、叶、洗净，切段，入沸水中焯一下；芹菜盛大碗中，加入鸡丝、精盐、味精、芝麻油，拌匀即成。佐餐食。

【功效】滋阴平肝降压。适用于高血压病患者。

降压汤饮

首乌瑶柱三鲜汤

【原料】何首乌 10 克，鲜瑶柱 50 克，鲜花枝 50 克，鸡汤 300 毫升，大蒜 20 克，盐 5 克，素油 50 克。

【做法】把何首乌烘干，打成细粉；瑶柱洗净，切成小颗粒；花

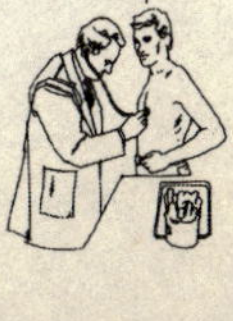

枝洗净，也剁成小颗粒，待用；把炒锅置武火上烧热，加入素油，烧六成熟时，放入大蒜爆香，加入鸡汤，烧沸，下入瑶柱、花枝、何首乌粉，用文火煮35分钟即成；食用时加入胡椒粉3克。每日1次，每次吃羹50克。

【功效】滋阴补肺，益气补血。适于高血压风痰上逆型患者食用。

草菇肉片汤

【原料】鲜草菇120克，猪瘦肉250克，韭黄20克，葱、姜、精盐、白糖、淀粉适量。

【做法】鲜草菇洗净，放入烧沸的姜葱水中烫一下，捞出沥干水分；韭黄洗净；猪瘦肉250克洗净，切成片，用适量精盐、白糖、淀粉拌匀；锅内加适量清水，用旺火烧沸，放入鲜草菇，煮约5分钟；放入肉片，待肉刚熟，放入韭黄、葱花，调匀即成。

【功效】补气润肺。适用于高血压患者。

绿豆海带汤

【原料】绿豆120克，海带60克。

【做法】将绿豆洗净，海带泡发漂洗后切丝；将两者一同放入砂锅中，加水文火炖煮至烂熟，加调料即成。

【功效】可清热解毒，消暑利水。适用于高血压、皮肤疹痒患者。

山楂排骨汤

【原料】山楂30克，芹菜叶5克，猪排骨适量。

【做法】将猪排骨洗净砍成小块，加水400毫升，小火炖至酥烂。加入芹菜叶和盐，再炖片刻。分1～2次趁热吃肉喝汤。

【功效】适用于高血压病、高脂血症、食欲不振患者。

茭白肉丝汤

【原料】茭白100克，猪瘦肉30克，白菜、芹菜各50克，芝麻油、姜丝、葱末、精盐、味精各适量。

【做法】茭白洗净切片；芹菜洗净切碎；猪瘦肉切成丝备用；锅内加水适量，放入茭白、芹菜末、猪肉丝、姜丝、葱末、用旺火烧沸，然后改用文火煮约10分钟，加入精盐、味精、芝麻油调匀即成。

【功效】适用于高血压病、心胸烦热、大便秘结患者。

莼菜肉片汤

【原料】猪瘦肉50克，竹荪30克，莼菜100克，姜丝、精盐、味精、麻油适量。

【做法】锅中加入适量清水，投入猪瘦肉片；烧沸后再放入竹荪和莼菜，煮至熟透，加入姜丝、精盐、味精，淋入芝麻油调匀即成。

【功效】适用于高血压病、肺结核。

紫菜芦笋汤

【原料】紫菜20克，芦笋100克，香菇50克，精盐、味精、麻油适量。

【做法】将紫菜用温水泡发、洗净，芦笋、香菇分别洗净切片；将原料放入400毫升烧开的水中，煮至熟透，下精盐、味精，淋麻油，调匀。分1～2次趁热食菜喝汤。

【功效】适用于高血压，高血脂患者，并可预防老年人动脉硬化。

蛇粉双耳汤

【原料】白花蛇、黑木耳各20克，大蒜10克，姜5克，葱10

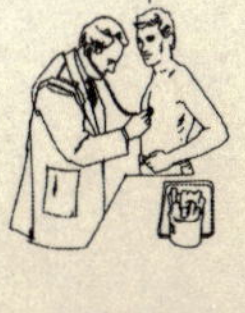

克，鸡汤800毫升，素油50克。

【做法】把蛇烘干，打成细粉；银耳、黑木耳发透，去蒂根，撕成瓣；大蒜去皮切片，姜切片，葱切花；把炒锅置武火上烧热，加入素油，烧至六成熟时，下入蒜、姜、葱爆香，加入鸡汤，放入木耳及蛇粉；把炒锅烧沸，再用文火煮30分钟即成；食用时，加入胡椒粉调味。每日1次，佐餐食用。

【功效】滋阴润肺，降低血压。适用于高血压风痰上逆型患者食用。

粳米芹菜汤

【原料】芹菜叶、茎和根200克。

【做法】将芹菜洗净，切碎；将粳米300克用砂锅煮熟时放芹菜，细火慢煮成粥。分2~3次服食。每周熬粥3~4次，连服1月为1疗程。

【功效】适用于高血压。

香菇鸡汤

【原料】香菇40克，鸡肉80克，葱、姜、料酒、精盐适量。

【做法】香菇浸软，洗净去蒂；用适量鸡肉及姜、葱熬成6碗清汤；鸡汤放入蒸碗内，加香菇、料酒、精盐用玻璃纸封口，蒸约1小时即成。

【功效】适用于高胆固醇血症、高血压、动脉硬化患者。

灵芝田七瘦肉汤

【原料】猪瘦肉250克，龙眼肉15克，田七6克，生姜4片。

【做法】将灵芝刮去杂质，洗净，切成小块；田七、龙眼肉洗净，猪瘦肉洗净，切块。全部用料放入锅内，加清水适量，武火煎煮后，文火煮2~3小时，调味即可食用。

【功效】适用于气滞血瘀，高血压病患者。

莲子腐竹肉汤

【原料】腐竹100克，龙须菜45克，猪瘦肉100克，莲子40克。

【做法】腐竹，龙须菜水发后切细；猪瘦肉洗净，切成片，同莲子、腐竹、龙须菜一同放入锅中，加适量水煮汤，加入精盐、味精调匀即成。

【功效】健脾和胃，养阴软坚，清热化痰，降压降脂。

马蹄海蜇汤

【原料】海蜇120克，马蹄250克。

【做法】海蜇用水漂洗干净，将马蹄洗净，去皮。把全部用料一齐放入锅内，加清水适量，文火煮2小时，调味即可。随意饮用。

【功效】此汤可清热化痰，生津润燥。适用于高血压病属肝热有痰、痰火上扰者。症见头晕头痛，耳鸣目胀，心中烦热，烦扰不安，夜睡不宁，口苦口渴，小便微黄，大便干结，舌红，脉弦数。

海带牡蛎汤

【原料】鲜牡蛎250克，泡发海带50克，黄酒、生姜片、精制油、鲜汤各适量。

【做法】将牡蛎洗净，放热水中浸泡至涨发，去杂洗净放深盘中；浸泡牡蛎的水澄清，滤至深盘中，和牡蛎一起隔水蒸1小时取出。炒锅上武火，放精制油烧热，放入生姜片爆香，加入鲜汤、精盐、味精、黄酒、倒入牡蛎和蒸汁及洗净的海带煮熟，下味精调味即成。

【功效】可化痰降脂，软化血管。

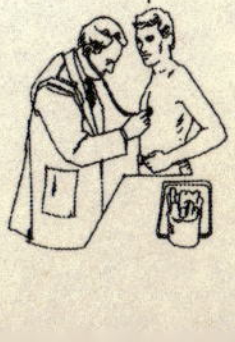

豆腐肉汤

【原料】紫菜30克，兔肉60克，豆腐50克。

【做法】将紫菜洗净后撕成小片，放入碗中；兔肉洗净，切成片，放入另一碗中，加入精盐，料酒、淀粉拌匀；将豆腐捣碎，倒入锅中，加放精盐和适量清水，用中火烧沸，先倒入肉片，煮约5分钟，再放入葱花，立即起锅盛入碗中，加入紫菜搅匀即成。

【功效】清热利尿，降压降脂。

冬瓜薏苡仁兔肉汤

【原料】兔肉250克，冬瓜500克，生薏苡仁30克，生姜4片。

【做法】将冬瓜连皮去瓤洗净，切成大块；生薏苡仁洗净；兔肉洗净切块，去肥脂，可用水洗去血水；把全部用料一齐放入锅内，加清水适量，武火煮沸后，文火煲2小时，调味即成。吃肉喝汤。

【功效】适用于高血压，痰湿患者。

香蕉玉米须汤

【原料】玉米须、西瓜皮各30克，香蕉300克。

【做法】将玉米须、西瓜皮同放入锅内，加水500毫升，用小火煎30分钟，去渣留汁；将香蕉去皮，切段，放入继续煎煮片刻即可。分2次食香蕉。喝汤。

【功效】清热平肝，降脂降压。适用于原发性高血压病患者。

养颜汤

【原料】西洋参10克，山楂10克，乌鸡1只，大蒜10克，姜5克，盐10克，葱10克。

【做法】把西洋参洗净、切片；山楂洗净、切片；乌鸡宰杀后，去毛、内脏及爪；大蒜去皮，一切两半，姜切片，葱切段；将乌鸡放入炖锅内，加入西洋参、山楂、大蒜、姜片、葱段，加入清水1500毫升；把炖锅置武火烧沸，打去浮沫，再用文火炖煮1小时即成。每日1次，每次食鸡肉50克。

【功效】滋阴补血，降低血压。用于高血压风痰上逆型患者食用。

冰糖西瓜玉米须汤

【原料】西瓜皮60克（带瓤200克），玉米须60克，冰糖适量。

【做法】将西瓜皮、玉米须加水3碗，煮至一半水时，加冰糖即成。每日1剂，分2次饮用。

【功效】利尿治高血压。

芦笋芹菜汤

【原料】芦笋100克，芹菜50克，苹果50克，蜂蜜适量，柠檬半个。

【做法】将芦笋、芹菜、苹果放入榨汁机内榨汁，完成后加入柠檬、蜂蜜调味即可服用。

【功效】消除疲劳，降血压。

柠檬草莓汤

【原料】草莓200克，柠檬汁10毫升，蜂蜜20毫升。

【做法】将新鲜草莓去蒂洗净。将柠檬榨成汁；将草莓放入果汁机中打成果汁，加入柠檬汁、蜂蜜调匀即可。

【功效】治高血压。

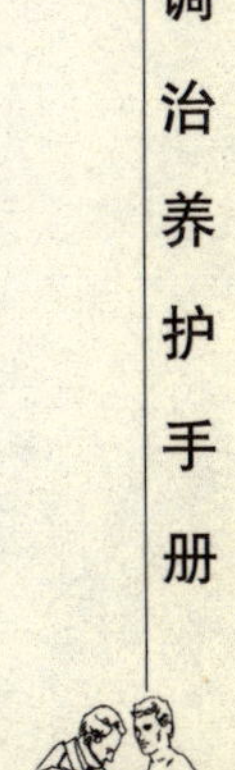

降压茶

菊花茶

菊花茶具有很好的用途。所有的菊花应为甘菊，其味不苦，以苏杭一带所产的大白菊或小白菊为佳，每次用 3 克左右泡茶饮用，每日 3 次。也可用菊花加金银花、甘草同煎代茶饮用，具有平肝明目、清热解毒功效。尤其适用于高血压、动脉硬化患者，效果更佳。

荷叶茶

医学研究表明，荷叶的浸剂和煎剂具有扩张血管、清热解暑及降血压之效。通常治疗高血压病的饮用方法是：用鲜荷叶半张洗净切碎，加适量的水，煮沸放凉后代茶饮用。同时，荷叶还是减脂去肥之良药。

玉米须茶

想不到玉米须还有降压的功效吧，玉米须不仅具有很好的降血压之功效，而且也具有止泻、止血、利尿和养胃之疗效。通常治疗高血压病的玉米须饮用方法是：泡茶饮用每天数次，每次 25 ~ 30 克。此外临床上应用玉米须治疗因肾炎引起的浮肿和高血压，具有很好的疗效。

槐花茶

通常治疗高血压病的槐花饮用方法是：将槐树生长的花蕾摘下晾干后，用开水浸泡后当茶饮用，每日饮用数次，对高血压病患者具有独特的治疗效果。此外，槐花还有收缩血管、止血等功效。

天麻茶

医学研究发现：天麻具备延缓血管硬化作用，它能改善心脑血管功能。同时由于天麻含有多糖体，它能提高免疫能力，抵抗有害药物、有毒化学品和放射性线对身体的损害，包括有抑制肿瘤、抗癌作用。此外天麻还具有抗氧化作用，而氧化是人类衰老的重要原因之一，因此天麻还有抗衰老的作用。

葛根茶

研究发现，葛根具有改善脑部血液循环的功效，对因高血压引起的头痛、眩晕、耳鸣及腰酸腿痛等症状有较好的缓解功效。临床实验还发现：经常饮用葛根茶对治疗高血压具有明显的疗效。葛根茶的制作方法为：将葛根洗净切成薄片，每天30克，加水煮沸后当茶饮用。

莲子心茶

所谓莲子心是指莲子中间青绿色的胚芽，其味极苦，但却具有极好的降压去脂之效。通常治疗高血压病的饮用方法是：用莲子心12克，开水冲泡后代茶饮用，每天早晚各饮一次。除了能降低血压外，还有清热、安神、强心之特效。

决明子茶

中医研究发现：中药决明子具有降血压、降血脂、清肝明目等功效，经常饮用决明子茶有治疗高血压之特效。通常治疗高血压病的饮用方法是：每天数次用15～20克决明子泡水代茶饮用，不啻为治疗高血压、头晕目眩、视物不清之妙品。

首乌茶

首乌具有降血脂，减少血栓形成的特殊功效，对于血脂增高者，

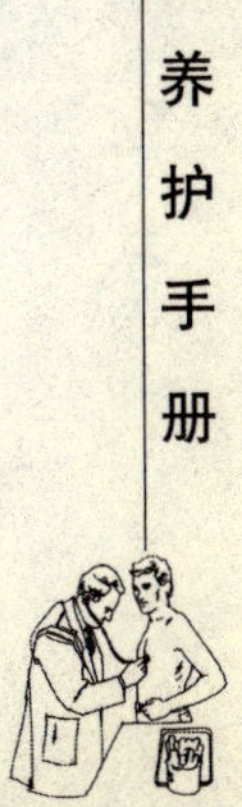

常饮首乌茶疗效十分明显。首乌茶的制作方法为：取制首乌20～30克，加水煎煮30分钟后，待温凉后当茶饮用，每天一剂。

山楂茶

山楂所含的成份可以助消化、扩张血管、降低血糖、降低血压。同时经常饮用山楂茶，对于治疗高血压具有明显的辅助疗效。其饮用方法为：每天数次用鲜嫩山楂果1～2枚泡茶饮用。

高血压患者宜根据情况进补

高血压患者能否进补，这是许多高血压患者所关心的问题。有人认为，补品补药多数能使血压上升，对高血压患者不利，搞不好还会发生危险，其实不然。

从中医的观点看，高血压病是由阴虚阳亢、阴阳两虚、肝肾阴虚、气血两亏以及心火上升等阴阳失调引起。因此，高血压病患者应根据“虚则补之”、“实则泻之”的原则，也可通过进补来纠正患者体内的阴阳失调，调整机体的平衡，降低血压。只要牢牢把握“辨证施治”的原则，因人因症选择补品，就会收到较好的效果。

如果高血压患者经常出现头晕、眼花、心烦失眠、口干舌燥、腰膝酸软等肝肾阴虚、肝阳上亢诸症时，可经常选用枸杞子、制首乌、桑寄生、杜仲及阿胶等补肾滋阴平肝的药物进行进补，也可选用六味地黄丸、杞菊地黄丸、首乌片等内服。

对于心火偏盛、用脑过度，出现心烦失眠、心慌心跳的高血压患者，可内服朱砂安神丸、宁心安神丸、补心丸等。

对于失眠头晕、健忘、面色苍白、神疲乏力等气血两亏的高血压病患者，可适量选用白术、黄芪、党参、当归、炙甘草等煎水内服；或用党参、参芪膏等，每日3次，每次一汤匙，温开水冲服；

也可选用北芪10克，党参10克炖瘦肉；或者选用龙眼肉适量泡茶饮服等，如伴有贫血者上述方法进补疗效更佳。有条件者，还可适量服用生晒参做进补。

但必须注意，患者进补选用参一定要用性质偏凉者，决不能用性质偏热者。同时，还要清楚，收缩压最高不超过169.5毫米汞柱者才能服用。对妇女更年期，因阴虚火旺而引起血压升高、头晕、面红、烦躁不安、便秘者，可选服杞菊地黄丸、六味地黄丸、大补阴丸及熟地、阿胶、黑芝麻、胡桃肉等，也可试着选用仙茅、仙灵脾、巴戟、知母、黄柏、当归各等份，煎成浓汁，每日2次，每次一汤匙温水冲服，有较好疗效。

此外，不论何种症型的高血压患者，均可适当选服健身长春膏、洞天长春膏、双龙补膏等滋补性药物补益气血，调整阴阳，稳定血压。同时必须指出，凡刺激性物品如烟酒、辛辣等品，易伤津耗津，对血压高的病人均有害处，以不吃为佳；盐能吸附水分，加重心肾负担，也宜少食；滋阴之品，蔬菜、水果等对平衡血压有益，宜多吃。

三"严"良语

对血压较高的患者，应配服降血压药物，如坚持服用副作用少的复方降压片，治疗效果会更好。体育锻炼如散步、打太极拳等均可进行。精神舒畅，饮食有节，劳逸适度等对协调阴阳、调整血压也有重要作用，必须加以重视。

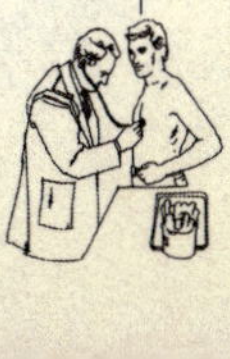

生活起居 于衣食住行中保平安

如果你不幸患了高血压病，千万不要着急。只要能科学地安排每天的24小时，注意生活起居、科学保健，轻症可不治自愈，即使严重的高血压病患者，也会提高药物治疗的效果。

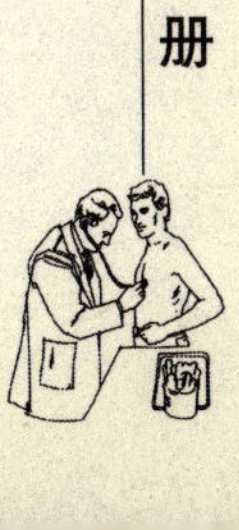

患者生活宜规律

日常生活习惯的规律如果发生紊乱，就会敏感地在人体的血压上反映出来。研究发现，原发性高血压患者中大约90%的人，血压上升都较缓和，身体对升高的血压也好像适应了，所以很多人没有自觉症状。过了中午以后，可能是体力衰弱的原因，才出现心悸、喘息、眩晕这些症状。

这些人群总是认为没有什么办法，只是血压稍微上升，而且不仅仅是自己，同事和伙伴也都有同样的感觉，所以就不以为然，渐渐地在生活中与以前一样，于是保持身体过劳的状态。公司职员特别是处在重要职位和管理职位的人中，不想承认体力的衰弱，身体持续地承担过重负担，使症状恶化的情况较多。家好像出差时的旅馆，早晨早早地出门，晚间很晚才归来，就连家中成员都不知道他的身体状况。尽管血压上升，但自己对此没有采取相应的饮食和环境调整。这如同一部机器，长年过度使用就会松懈一样，人的身体更会蓄积这样那样的疲劳。

原发性高血压也是对这衰弱体质发出的信号。正因为此，血压上升的初期，要自觉地对自己的身体越过这样的“坎”有所感觉，尽可能使高血压下降线平缓地下移。如能改变精神的焦躁、身体的过度透支、不规则的日常生活，舒服地、和缓地从事工作，愉快地生活，即使知道患有高血压，人生还是会变得愉快。

三“严”良语

高血压病的生活综合防治

1. 合理膳食。

2. 适量运动。

3. 戒烟限酒。

4. 心理平衡。

5. 自我管理。

6. 按时就医。

生活环境有要求

声学研究告诉我们，大于85分贝的噪音能对人体神经系统和心血管系统等产生明显的损害。例如，当你突然听到刺耳的警报喇叭声，就会心惊胆战抑或怒气顿生，此时心跳加快，血压升高。恶劣的环境不仅带来烦恼与不快，而且对高血压病患者更是不利。

长时间生活在噪音污染很大的环境中，不但使人情绪变坏，而且血压值明显高于生活在清静环境中的人。国内外的专家研究均已证实，噪音影响人的情绪，损害神经系统和心脑血管的功能，是导致血压升高的重要原因之一。

因此，高血压患者宜生活在一个比较清静的环境中，在居室内外养些花，种些树，把周围环境打扫干净，收拾得整齐美观，使人心情舒畅。这样可消除精神紧张因素，解除疲劳，常可使血压渐趋稳定或有所下降。

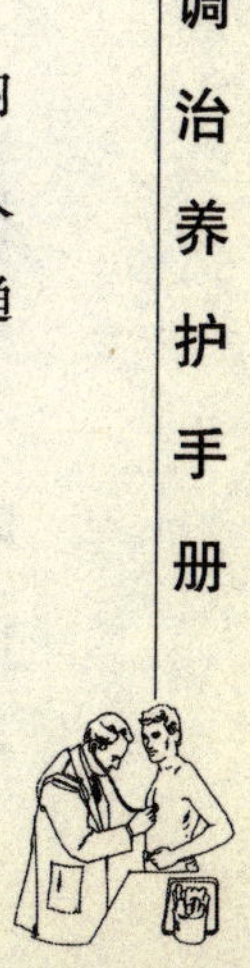

❖特别关注❖

高血压患者的生活环境，并不是越安静越好

如果人长期处于小于10分贝的寂静的环境中，又能使人脑神经反应迟钝，产生孤独感，在心理上引起不良反应，对高血压病的康复也不利。因此在非常寂静的环境中，应放放轻音乐，创造一个相对快乐的环境，这样才有利于高血压病的治疗和康复。

患者睡眠的三大纪律

睡眠的姿势是保证睡眠质量的重要因素之一，高血压病患者应选择一个适宜的睡眠姿势。睡眠的姿势分三种，即仰卧、俯卧和侧卧，个人可以根据自己的习惯选择，不能强求一律。

1. 适宜的睡眠姿势

对一般人来说，以取双腿弯曲、右侧卧位最为适宜。这样，全身肌肉可以得到最大限度的松弛，肝脏也处在自然位置，更不至于压迫心脏，而且有利于胃内食物向十二指肠运行。实际上每个人的睡眠姿势是不能一宿不变的。据观察，一般人睡觉10～12分钟就会不自觉地改变一次睡眠姿势。

2. 老年人不可仰卧睡眠

老年人若仰卧而眠，睡熟时舌根及咽喉部的软组织便非常容易松弛，很可能堵塞呼吸道，出现呼吸困难，从而导致身体缺氧。如果长时间缺氧，可使高血压、冠心病的发病率严重增加。

当人的脑组织缺氧时，可导致脑动脉舒缩功能减退而脑功能下降。心肌缺氧则可诱发心绞痛、冠状动脉粥样硬化和供血不足，并使病情不断加重。所以，老年人不宜仰卧而眠，尤其不可长期仰卧而眠。正确的睡眠姿势为右侧卧。

3. 早晨醒来不可急于起床

提醒高血压病患者，早晨醒来，不要急于起床，可先在床上仰卧，活动一下四肢和头颈部，使肢体肌肉和血管平滑肌恢复适当张力，以适应起床时的体位变化，避免引起头晕。然后慢慢坐起，稍活动几次上肢，再下床活动，这样血压就不会有大波动。高血压患者要用温水洗漱，过热、过凉的水都会刺激皮肤感受器，引起周围血管的收缩，进而影响血压。30～35℃的温水洗脸、漱口最为适宜。

【专家出诊】

Q：高血压病患者中午要休息吗？

A：高血压患者中午宜小睡。多项临床研究表明，午饭后适度的卧床休息不仅有利于营养物质的消化吸收，而且对心脑血管功能的维护和保养十分有利。其原因在于，吃饭以后，胃肠蠕动加快，输送到胃肠的血液量增多，而其他器官内的血液量则相对减少。这时从事体力活动或运动必然要增加心脏的负担。有实验表明：饭后静卧30分钟，血压会降低20～30毫米汞柱，心脏与血管也能得到适当的休息。

没有午休习惯的人，高血压病的发病率远远高于有午休习惯的人。

有人做过这样的观察：人在慌慌张张、急急忙忙的情况下进餐，血压会立即升高20～30毫米汞柱。饭后如果不休息，而是立刻进行体育运动，血压就会进一步升高。除了体育运动外，饭后沉迷于象棋、围棋，也会刺激交感神经，使血压升高。

因此，医学工作者建议高血压病患者，为了稳定血压，吃饭速度应该尽量慢一点，待充分休息之后再进行工作或是体育活动。

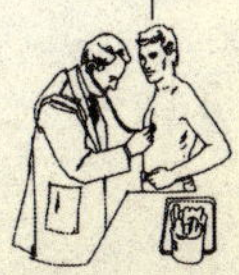

巧拿雨伞可降高血压

改善和预防高血压病，刺激手指是非常有效的。刺激手指的方法多种多样，即使你不是刻意的，日常生活中的许多动作都可以达到刺激手指的目的。其中“巧拿雨伞”，刺激手指就是一种十分有效的方法。

中医学认为各指与经络相连，刺激指尖可使经络通畅，促进全身的新陈代谢。所以患者雨天外出，或者打伞遮阳，就可以采用这种“巧拿雨伞”方法降压。

你只要用手指握住伞柄，就可以了。如果是直伞柄，要用拇指、食指、中指3根手指。如果是带弯儿的伞柄，要用拇指、食指、中指3根手指握住直柄处，把弯柄托于手掌之上，并且要使手的位置高于心脏。

这种拿雨伞的方式与平时不大相同，一开始会有不稳定的感觉，你可以索性当作是在玩杂技，试者掌握好雨伞的平衡。这其中的要点是，一定要保持心情的舒畅。如果你拿累了，也不必勉强坚持，换成一般的握法，休息一会儿再来，这样反复进行，不久就会习惯的，而且也会见到效果的。

三“严”良语

高血压病的常见按摩疗法

1. 足部按摩疗法。
2. 卵石摩脚疗法。
3. 耳部按摩疗法。
4. 头部按摩疗法。

患者要劳逸结合

血压不稳定，不断在变化。高血压病人不仅要了解自己的基础血压，而且很好地了解一天中血压什么时候最高也十分重要。

在高血压病患者群中，那些认真类型的人在白天工作中血压都有升高的趋势。如果在工作中注意以下几件事情，就能阻止血压升高。首先，工作持续紧张之后，闭上眼睛打5~10分钟盹，或者做5~6次深呼吸。这样，副交感神经的作用变得活跃，能够缓解精神紧张。实际上，仅是打盹或深呼吸，在很多情况下血压就能降低15~20毫米汞柱。

因为会议最高潮很容易使血压升高，所以即使没有尿意，中途也应去趟洗手间，放松一下，缓解“压”力。此时，如果在洗手间伸伸懒腰，打一个呵欠，做点简单的体操，效果就会更佳。有时也可以在阳台呼吸一下室外的空气。

对高血压病人来说，持续紧张状态是血压升高的原因之一，因此，经常注意消除紧张情绪是十分必要的。如果您在会议中容易发火，请在想发火的时候及时离开座位，或在他人讨论时，自己暂时离开，等得出结论后再回到座位上。以这种轻松的心情做事正适合认真类型的人。另外也可以坐在座位上，考虑些别的事情，转移紧张的情绪。

❖特别关注❖

注意三个“半小时”和三个“半分钟”

三个“半小时”：早上活动半小时，中午午睡半小时，晚上散步半小时。这三个“半小时”，非常有利于调节心态，调整血管张力，

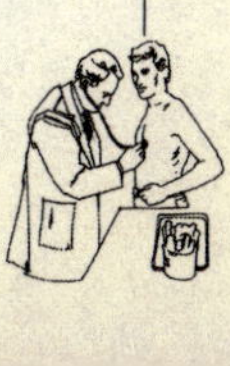

有益于高血压患者，乃至于正常人的身心健康。

高血压患者往往夜尿增多，夜晚起床频率很高。如果你不了解怎么样起床就容易出问题。有的人夜间起床太快，容易产生体位性低血压，容易晕倒。这一晕倒就很可能导致脑血栓或者死亡。所以我们就提倡三个半分钟。

三个“半分钟”：三个半分钟，就是你早上醒过来以后，不要马上起床，而是要有步骤地分三步起床。第一个半分钟：起床以后躺在床上半分钟。第二个半分钟：坐起来靠在床头半分钟，这个半坐的体位使心脏和血管的负担开始加重，因为头在上面位置，但是腿还是平的。这是一个适应过程，预热的过程。第三个半分钟：把腿下垂，再等半分钟。这是再一次预热，使心跳加快，改善脑供血状况。

出差时要注意环境因素

出差是一件累人的事情。因出差必须在短时间内处理完许多事情，所以工作就变得很劳累。像多数的职员无奈的那样，以前出差可以在外住一晚上，现在因铁路与航空事业的发达，当天就能回来，可是不能忽视由此给我们身体带来的影响。

因此对于健康的职员或是患者，出差时有几件事情值得提醒：

1. 尽可能在前一天准备一些书刊和其他用品。

2. 在乘飞机和火车的时候，最好能睡个觉。即使睡不着，也最好轻轻地闭目也能节省一下全身的体力，充分地使身心休息，尽可能地减少由于距离和速度对身体产生的生理性不适。

3. 就是参加宴会，酒也只是沾一沾嘴，主要是保持愉快的气氛。

4. 重要的事情是要很好地遵守就寝时间，可能的话，要比在家时提前30~60分钟睡觉。只有这样，才能相对地减轻精神的、肉体的负担，把体内的紊乱抑制在最小的限度内，才能有效地预防血压的迅速上升。

【专家出诊】

Q：高血压患者乘飞机出差时，应注意什么？

A：患者乘坐航空飞机时，应尽量保持轻松愉快的心情，避免怒、悲等情绪波动。航行中，如果感觉不适，且出现症状同平常血压波动一样时，可自己酌情加服一次降压药，或掐合谷穴。如果发生剧烈头痛、晕眩及呕吐、恶心、心前区疼痛不适、呼吸困难、大汗淋漓时，则可一方面服用应急药物，另一方面向机组人员报告，请求救助。

患者外出旅游注意事项

高血压病患者去观光旅行，对转换心情及有计划地调节身心会带来很大作用，会使人从日常生活中解放出来。可是最近常常听到有人出去旅行，反而疲劳得完全沉睡过去，或者在旅行途中突然血压升高。本来打算是为了身心放松而出去旅行，却事与愿违，导致不良的后果。

为此，高血压病患者应该充分考虑，注意节省体力，应该制定出合理的旅行计划。首先应注意的第一件事，就是避免严格的日程安排，尽量避免事先确定在外的具体时间，不要怀着尽量多到一个地方观光旅行这样的心情，而拼命地到处走来走去。

即使健康的人，对严格的旅行也是有反应的。旅行中一直精神绷得紧紧的，一旦回到自己的家里，就会突然解除紧张情绪，疲劳感就会突然袭来，有过这样经历的人应该是很多的。在旅行中为了

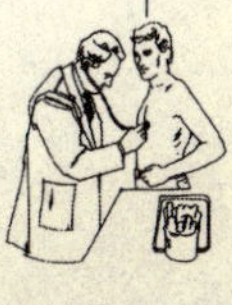

不加重疲劳感，有必要认真安排日程表。比如说为了充分休息，可以把一天的严格日程部分安排转移到下一天。

另外，以小组为单位出去旅行时，特别是召开盛大宴会，就有令人担心的骚扰、过饮、过食，比平时会更加熬夜。这样尽情过度的结果，就是出现身体的恶化及第二天的疲劳。对于这一点应事先想到。

三“严”良语

外出要制定合理的日程表

外出旅行，即使身体状态好的时候，也要制定不过分勉强自己的旅行日程表。特别是高血压病患者，不要长时间洗澡，注意不要洗澡后让身体感觉到冷，要悠闲地、随意地度过旅行。并且像“消遣”的本义那样，忘掉所有的浮世烦恼，使身心归于健康。奉劝大家做那样的旅行。

冬季起居十忌

冬季一到，气温急剧下降，人体的血管便会相应的收缩，而血管内的血液并没有减少，因而血管壁所受的压力就要增大；而较低的温度还可使体表血管弹性降低，外周阻力增加，从而促使血压升高，易导致脑血管破裂出血。因此，高血压患者在冬季应特别注意以下几点：

1. 不去突然寒冷的地方，从温暖的室内到寒冷的室外，不要穿着室内原来单薄的衣服出去。

2. 外出时戴上帽子、口罩、手套、围巾等防寒衣饰，要特别做到注意防寒。但穿着重叠的衣服，会过于沉重，从而导致疲劳倍增。

所以要穿既轻松、保暖性能又好的衣服。

3. 在户外，患者即使在等电车和汽车的时候，也不要一动不动，要稍微活动一下身体，虽说是短暂的时间也不能麻痹大意。同时要注意，不仅仅是外出的时候，在家里也有必要对寒冷有充分的考虑。尤其是那些没有取暖设施的居室，夜里温度可能会迅速地降低，一定要特别注意保暖。

4. 要想办法使寝室和睡衣、睡眠被褥变温暖。

5. 早晨睡醒以后不要突然起床，待房间变暖和，在被窝中慢慢活动一会儿以后再起床。要保持这样的习惯，因厕所和浴室多位于暖房外，容易受寒。

6. 去厕所和洗手间时有必要穿上保暖的衣服。

7. 夜里尽可能避免上厕所，事先在室内准备排尿器。

8. 入浴的时候，应事先把浴室弄暖一点，这是十分有必要的。许多人认为在卫生间洗澡，因其在屋内，就往往容易粗心。但不要忘记，由于场所的不同，甚至与屋外没有什么太大的变化，温度也会截然不同。同时水的冷热也要注意。

9. 早晨起床洗脸、刷牙时要注意尽可能不用冷水而用温水。

10. 洗衣做饭时，不要突然把手伸入冷水中。

像以上这样在寒冷的时期，想尽办法不让寒冷侵害，保护好身体，不产生病痛等麻烦，这样做是很重要的。

❖特别关注❖

高血压病患者冬季保健六条

1. 不易过早晨练，要注意保暖。

2. 保持室内外合理温差。

3. 远离“三高”食物。

4. 多喝水，多吃蔬菜水果，防止高脂血症。

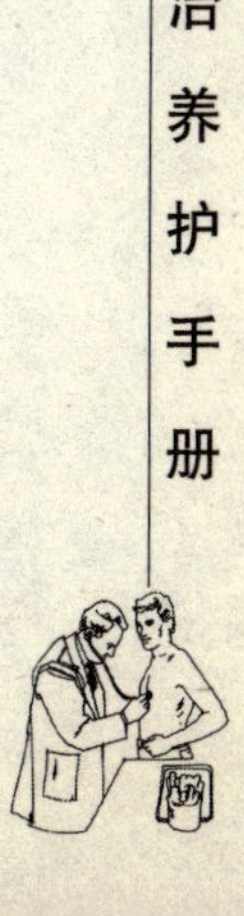

5. 适当运动，增强免疫。

6. 节日饮食要有节。

老年高血压患者上厕所须知

这里主要说的是，老年高血压病患者上厕所的几个注意事项：

1. 老年高血压患者，要注意大便姿势。

老年人若蹲着大便，会使腹股沟和腿窝处的动脉血管折曲度大大减小（通常会小于40度），使下肢血管也严重弯曲，这很容易会造成血液流通障碍。同时，由于排便时往往要屏气用力，腹压增高，从而促使血压急剧升高，由此很容易造成脑部血管破裂出血，从而发生脑血管意外。

日常生活中经常有一些老年人在厕所里发生中风，轻者昏迷不醒、偏瘫，重者造成生命危险。如果采取坐着大便的方法，就可以避免上述现象的发生。因为坐着大便时，下肢弯曲度在90度左右，不会造成血流障碍，也不会使血压升高，当然就不易发生意外了。所以，老年人宜尽量不要采用蹲着的姿势大便。生活在农村的老年高血压患者，如果安装坐便器不方便的话，可以为老年人准备一个中间挖孔方凳放在厕所里备用，以免除老年人蹲便之苦。

2. 老年高血压患者上厕所时间不易过长。

因为很大一部分老人有动脉硬化、心脏病、脑血管病、高血压、习惯性便秘等疾病，这些病人如蹲着大便的时间过长，大便用力时间较久，都极有可能发生意外或伤亡，其中最常见的是大便费力引发心肌梗塞，造成猝死。小便久立又没有扶靠，也会发生排尿性晕厥，而摔倒在地。久蹲后倘若起立过于突然，容易发生脑血管意外。

3. 必须注意定时大便，防止便秘。大便时不要过于用力，蹲坑时间不要过久，为了避免老年人在厕所里发生意外。厕所里要有安全设备，如灯光要明亮，杂物不要乱放。纠正大便姿势，不要低头弯腰时间过长，有条件的用坐桶比便池安全。站立小便时要一手扶墙，小便困难时不要过于用力，如用温水坐浴后再行小便，会比较顺利。小便时不要从里插门，防止发生意外时外面的人不好进入。

三“严”良语

高血压患者宜排便耐心

切忌排便急躁、屏气用力，那样有诱发脑出血的危险。要坐便，这样可持久，蹲位易疲劳。如有习惯性便秘，要多吃蔬菜、香蕉等水果和纤维素多的食物。

选择合适的衣饰鞋子

对于高血压病患者来说，任何不起眼的人为因素都可能促使血压快速升高。以大腿股动脉为例，其动脉粥样硬化时血管腔狭窄，若此时过分紧勒裤带，就会进一步增加腰以下部位血液流动的阻力。为了维持人体下半身正常的血液循环，心脏这个“动力泵”不得不提高功率，血压就随之增高。这种血压突然升高的结果，有时会产生急剧的反应。因此对于鞋带、衣领以及手腕扣夹的表带等，均须宜松不宜紧，以自然、舒适为度。

现在说一下高血压病患者如何选择合适的鞋子。既然从事走路运动，鞋子就扮演着十分重要的角色。所穿的鞋子如果不合适，对于膝和腰的负担就会相应的加重，同时对于走路的速度也会造成影响。

高跟鞋或者拖鞋等鞋底凹陷或平的一类鞋子，不适合用来走路。走路时要选择穿起来舒服的鞋子，脚尖距鞋尖要留出些微的余地，

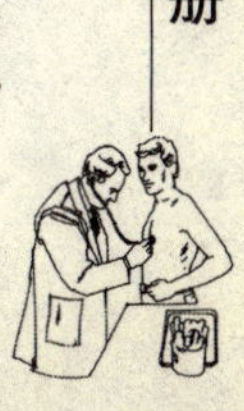

至脚趾能够稍微活动即可。为了缓和双脚着地的冲击，鞋跟最好选择厚而高的，而且要轻，并且鞋底不会打滑。

选鞋最好在下午或傍晚的时间来进行，因为脚下午比上午要稍胀大些，在买鞋子时要实际穿穿看、走一走，这时一定要系上鞋带。如果穿着合脚的鞋子，脚就不长水泡。就算在价钱上稍微贵一些，还是要选择一双好鞋子才可以。最好选择有售后的质量较好的旅游鞋。

❖特别关注❖

高血压患者，以中老年人多见，因此要在这个年龄组的人中强调衣饰“三松”原则：

第一，裤带宜松，最好不用收缩拉紧的皮带，宜采用吊带式。

第二，穿鞋宜松，以宽松舒适为度，多穿布鞋。

第三，衣领宜松，尽量不系领带，如遇必须系领带时，应尽可能宽松。

女性打呼噜，当心高血压

女性聚会中往往会听到她们对先生打呼噜的抱怨声。事实上，打鼾不只是男人的专利，女人也会有打鼾的困扰。最新的研究报告指出，窈窕身材、讨厌抽烟、生活正常的女人，一旦出现经常性的打呼，就表示有潜伏的高血压病和心脏病。

研究人员发现，40% 中年男性及 30% 中年女性是经常打呼的。不明原因使得空气供应不够顺畅，进而导致呼吸道狭窄，脑部及身体氧气不足，睡眠质量低落等问题。长久如此，不但会影响个人的睡眠，还会造成精神不集中、工作效率差等后遗症，甚至危害身体健康。

研究人员追踪访问了数万名中年女性。数据显示，不仅体重过重、年纪过大、有抽烟习惯的人会出现打呼问题，而且年纪轻、身材苗条、不抽烟的女性，也同样会出现打呼现象。

更令人担心的是，打呼与高血压有潜在的关联性。因此一但发现自己的伴侣出现打呼问题，绝对不可大意。应尽快陪同她去医院检查，找出伤害身体的慢性病。并应彻底医治打呼噜。

三"严"良语

别把打鼾当小事

或许大家认为打鼾是小事、常事，其实它潜伏的危险可不小。阻塞性睡眠呼吸暂停可使冠心病、脑血管意外发生率大大提高。如果合并高血压左心室肥厚则更加危险，因为交感神经兴奋、缺氧和高碳酸血症易致严重心律紊乱和猝死。所以，对打鼾应给予积极治疗。首先尽量去除气道阻塞因素，必要时手术治疗。超重者应控制饮食，增加体育运动。嗜酒和服用安眠药可加重睡眠时气道阻塞，应戒酒和慎用安眠药。病人仰卧位可加重打鼾，最好侧卧。近年来，对中重度打鼾病人采取经鼻持续正压呼吸治疗，效果很好，不但能改善睡眠质量，还能预防心脑血管合并症。合并高血压时可配合降压药物治疗。中西医复合制剂珍菊降压片以野菊花、珍珠层粉、槐米等中药为主要成分，具有降压平稳、疗效确实、长期服用无明显副作用等特点，目前已成为高血压患者常备常服的药物。

不要忽视头痛这个危险信号

头痛是高血压患者经常出现的症状，其诱发原因多种多样。对

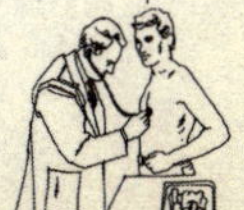

于高血压患者来说，千万别忽视了头痛这个危险信号。

紧张性头痛，往往发生在高血压早期、血压波动在130～140/85～90毫米汞柱的患者中，多为青壮年人，且头痛多局限于一侧或两侧的前头部及后头部。这种情况往往由于患者长期精神过度紧张，或突然受到强烈刺激、打击等引起，在血压升高的同时常伴头痛。这种头痛在患者服降压药，且血压降至正常时就会明显减轻或消失。

血压波动于140～160/90～100毫米汞柱者多为中老年人，其头痛可从颈枕部扩散至前头部、眼眶及太阳穴，头痛多为搏动性痛，常较剧烈。血压波动于160～190/95～120毫米汞柱之间者，以老年人居多。头痛常为全头痛，多不剧烈，常伴头昏、眩晕、头沉重、耳鸣或脑鸣等。

血压波动在160～190/95～120毫米汞柱之间者经常伴有糖尿病、冠状动脉病变、高脂血症等其他疾病。当患者突然血压上升时，往往出现意识模糊、全身抽搐、头痛、剧烈呕吐、暂时性视力丧失等症状。这时一定要引起警惕，这很可能是脑中风的警讯，一定要马上把患者送至医院。

季节更替时天气变化无常，高血压病患者的血压往往随着气温的变化而上下波动，从而导致头痛的出现。此外，由于天气转暖时睡眠不足引起精神紧张，也可导致紧张性头痛。这时应及时到医院查明病因。

❖特别关注❖

常梳头可以缓解头痛

梳理头发、刺激头皮，能使紧绷的神经得到放松，使紧张、痉挛的血管得以舒张，因此对血管神经性头痛、偏头痛、神经衰弱等病症有治疗作用。如果能坚持每天早晚梳头，保持心情愉快，就可使人免受慢性头痛的困扰。而高血压患者的头痛、头晕症状，也可以利用梳头来缓解。

方法为：开始时应由前发际缓慢梳向后发际，并边梳理边揉擦头皮。一般一日梳理3遍，早起后、午休前、临睡前各一次，每次10~30分钟或更长，用力适中，以使头皮有热、胀、麻的感觉为好。

避免性生活过度

一般来说，高血压青年对待婚事可以采取以下的对策：首先请医生找出高血压的病根，倘若是由于一些疾病所引起的高血压，例如是由于肾动脉狭窄、慢性肾炎、多囊肾、嗜铬细胞瘤、肾上腺皮质功能亢进症、甲状腺功能亢进症等疾病所引起，应该彻底治愈这些疾病后再结婚，否则会因婚事的劳累或婚后的生活而加重病情。但是，在这些疾病中如肾炎、多囊肾等，是不容易彻底治愈的，所以建议患者需要等疾病稳定后再结婚。

根据现代医学研究，在人类性反应周期中，男子在性生活前的兴奋期血压即稍有上升；进入性交持续期，收缩压可上升20~50毫米汞柱，舒张压增加20~40毫米汞柱；到高潮期，男性的收缩压升高40~100毫米汞柱，舒张压升高20~50毫米汞柱。女性在性生活时血压也同样会升高，在性高潮期间，其收缩压升高20~60毫米汞柱，舒张压升高10~20毫米汞柱。

这就是说，性生活对血压有很明显的影响，正常人在性生活时血压会出现升高的现象。那么，本来就有高血压病的人群在性活动中血压升高将会更加明显。若性生活过度，还会有加重病情的可能。因此，高血压病患者在性生活方面，必须注意以下几点：

1. 性生活频率应根据病情的轻重和体质状况而定。

一般来说，Ⅰ期高血压患者病情比较轻，那些无明显症状者，可不必过多限制房事，每周1次无妨。Ⅱ期高血压患者，由于此时

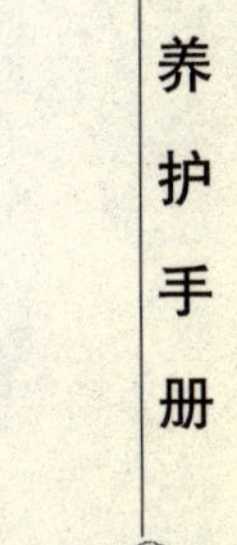

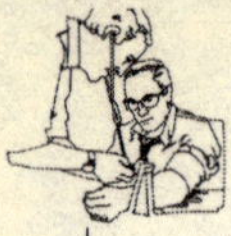

患者已有轻度心、脑、肾等脏器损害，所以房事应有所节制，以每2周1次左右为宜；并且应在服用降压药保护下进行，性生活开始之前，患者最好先测量一下血压，若发现血压较高，可临时舌下含服硝苯吡啶10毫克，大约经过15钟后开始性交。Ⅲ期高血压患者，往往病情较重，血压多明显增高，且常呈居高不下状态，心、脑、肾等重要器官严重受累，并发症一般也较多，此时过性生活必须十分谨慎。若症状明显，血压又难以控制在安全水平范围之内的患者，最好停止性生活。

2. 在性交过程中，动作要轻缓，尽量避免运动过于激烈，以防止血压剧烈上升而发生意外。

在性交体位上，应根据患者的具体情况调整，例如男方为高血压患者，可考虑采取女上位式，以减少男方的运动量。在性交过程中，妻子或丈夫应留意观察对方的反应，注意保护对方，一旦出现不适反应时，应当立即中断性交。

3. 性生活时间最好安排在清晨，可以是星期天早晨。因早晨起床前血压水平较低，且经过一夜的充足睡眠，人体的精力也比较充沛，加上早晨人体性激素水平比较高，有利于性活动，故患者的性生活以此时进行为宜。

4. 当患者病情不稳定，血压波动较大，并且有上升趋势时，应暂时避免性交。待血压控制后，病情稳定，而且在比较安全的情况下，患者才可以恢复性生活。

三"严"良语

以下几种情况，患者也宜避免性生活

饮酒、饱食、吸烟、过度紧张、焦虑、情绪激动、过于疲劳以及寒冷刺激等因素，都容易使患者的血压暂时性升高，高血压患者应当避免在这些情况下进行性生活。

忌被子过厚、枕头过高

通常情况下，人体在睡眠时血压下降。对高血压病患者来说，睡眠时血管负担减轻，是放松休息一下的时候。也有的人，在白天血压为190/90毫米汞柱，而在夜间测量血压，则为120/80毫米汞柱。这是因为，身体在白天活动时，交感神经主导人体活动的中心，夜间体息时，副交感神经的作用主导人体的活动。这两个系统交替作用，成为昼夜血压不同的原因。副交感神经能使白天活动疲劳的身体得到休息，在休息的同时为第二天储存能量。

从血管一方来说，因输送的血液量少，神经末梢的血管阻力相对变小，血液能顺畅流通，也就导致血压的下降。可是无论怎样休息，为了维持我们的生命，一定量的血液流动、氧气的补给还是必不可少的。

这时如果患者盖沉重的被褥就寝，氧气的消耗量相应增多，就要增加补偿的量，这样就会促使好不容易休息的心脏，又必须急急忙忙地工作，使疲劳倍增。枕高枕头也是同样道理。在休息中，血液量少，血压降低，而高枕头不能保证心脏输送必要的血液到头顶，也就出现了代偿性的血压上升。

值得提醒的是：不仅仅是高血压病患者，对于一般人来说，避开沉重被褥和高枕头，也是身体休息的重要条件。

【专家出诊】

高血压患者如何选择枕头

睡眠时用的枕头不宜过高或过低，一般高度按下列公式计算：

枕头的高度＝（肩宽－头宽）÷2。

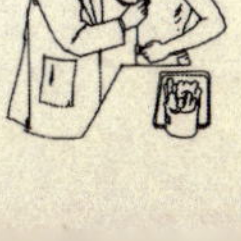

若不用枕头或枕头过低，则流入人头部的血液就增多，这对高血压病患者是不利的。再者，不用枕头或枕头太低，侧卧睡眠时头部与床面之间的距离为6～15厘米，需要依靠颈椎的侧弯来代偿，这样会使一侧颈肌受到过度的牵拉，而发生痉挛，容易造成“落枕”。同时，颈部肌肉被动性紧张，也影响睡眠。

不可长期卧床休息

有人认为患者慢性病如肾炎或高血压等疾病的患者，应多睡觉、多卧床休息，方才有利于自身的康复。这种看法是不对的。

这些慢性疾病，使机体器官的机能日趋衰退，导致全身健康受损。有些人患病后，就常躺在床上，忧心忡忡，思想过度紧张，甚至唉声叹气，情绪不振，加之脑组织要消耗大量的葡萄糖、氧气、脑卵磷脂、氨基酸等能源物质，这些都会造成大脑暂时的营养不足，以致产生头晕、浑身乏力等症状，造成体力不佳。

患者如果长期卧床，就会降低胃肠功能，导致食欲不振，使全身营养缺乏，对身体本身和抵抗疾病都十分不利。严重者，使肢体老是处于静态之中，还可能造成肌肉萎缩、骨骼脆性增大和关节不灵活，使肢体僵化。如果躺在床上长久不动，就会造成血液循环缓慢，血液是身体一切组织器官供给营养、供给氧气的通道，血液循环不畅，会使全身健康受损，甚至还会导致其他疾病的发生。

长期卧床于室内，空气中含有大量细菌、霉菌和发酵颗粒以及二氧化碳、灰尘等有害物。空气不清洁，呼吸受阻，对高血压病患者极为不利。如果出外活动，使新鲜氧气参加人体的生化代谢活动，有利于蛋白质的合成和增强免疫功能，对康复是有好处的。另外，生活较有规律的正常人，体内的激素分泌是比较均衡的，一般白天较高，夜间较低，如果老是睡觉，就会扰乱生物钟，扰乱内分泌系统的正常工作。

三"严"良语

慢性疾病禁忌经常睡懒觉或整天呆在室内卧床不起，要根据个人的身体状况，进行力所能及的室内或室外的活动。专家指出，患者每天坚持3次、每次20分钟的户外活动，常见的如散步等，就会明显改善身体器官的功能。

不宜提重物

搬重物的人容易发生重症高血压，这是因为如果搬动重物，会一时性地增大运动量，增大氧的消耗量，血液循环量也相应地增大，因而使血压升高。搬运一结束，氧的消耗量开始下降，血压也随之下降。这种拿重物后血压上升的身体反应，无论谁都会发生。然而，从事搬运重物工作的人，在反复的这种血压上升下降中，终于成为真正的高血压病患者了。健康人与血压高的人相比较，血压高的人血压上升值绝对比正常人大得多。健康人因持重物而上升的血压，工作结束后就会恢复原状。血压高的人，因血压值上升得大，会超越危险的界限，特别是从年轻时就从事体力劳动、对体力有自信的人，渐渐不自量力地骄傲自大，往往会突破危险界线。

对于体力工作，高血压患者要用心避开，这是应该清楚的。特别是常年患有高血压，经药物控制下来的人，心脏与血管功能相对减弱，稍有一点用力过分，就有增加血管脆性的可能。

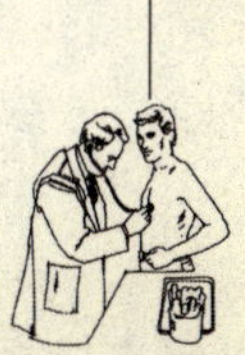

【专家出诊】

Q：高血压病患者可以提较轻的物品吗？

A：不是太重的物品，虽说比较轻，但快速激烈地进行活动也是十分危险的。即使是轻的物品，为了尽量不增加心脏与血管的负担，慢慢活动是重要的。最好不要使血压变化激烈，一点一点地增加负担，给予血管充分的适应性。

不宜开车

现代社会研究发现，开车对于高血压病患者来说，往往比正常健康的人增加1倍以上的精神及、肉体上的负担。开车必须不断注意其他的车和步行者，所以比人们想像的还要疲劳。血压高的人由于本来就身心紧张，血压更会上升。所以尽可能不开车。必须自己开车时，尽可能放慢速度，保持平均速度，然后放松地开车。如果感到疲劳的话，不要过分勉强自己。同时充分休息是十分重要的。血压高的人开车时，视野不清或一闪一闪冒金星，就是危险信号。这时要立即停车休息，或者请他人代替开车，过度固执地勉强自己，就是产生大事故的原因。

另外需要提醒的是，即使自己不开车，在车内感到恶心、呕吐、眩晕时，应提出停车要求，进行必要的休息使血压安定。

❖特别关注❖

高血压患者不易挤公交车

高血压病患者，无论上班、下班或外出，都要尽量避免挤公共汽车，最好步行或骑自行车，把途中的时间留得宽裕从容些，以免因为时间卡得太紧，造成情绪紧张、心理压力过大而促使血压升高。高血压病患者确实需要乘坐公共汽车时，应尽量避开高峰时间，以减少拥挤。另外，上车后一定要抓住坐椅扶手。

高血压患者洗浴六忌

不产生热感或冷感的水温（35℃～36℃）能够减轻高血压病患者的交感神经兴奋性，有助于降低血压。普通的高血压病患者均可享受温水浴，但应注意下列事项：

1. 不宜饭后立即洗温水浴。

由于人体进食后，大量的血液流向消化系统，如果高血压病患者此时洗温水浴，会因皮肤血管的扩张和血流量的增加，导致大脑和心脏的供血减少，发生心、脑血管意外。

2. 洗澡时不宜动作过猛过快。

高血压病患者，特别是老年高血压病患者，血管均有不同程度的硬化，如果突然下蹲或身体前倾过猛，容易发生脑血管意外或心肌严重缺血，甚至危及生命。

3. 水温不宜过热。

水温过热会使皮肤血管扩张，引起血压突然下降，容易发生心、脑血管意外。

4. 入浴时间不宜过长。

用煤气、天然气等热水器的浴室内，如果时间过长，氧含量会明显下降，二氧化碳的含量就会明显升高，从而促使高血压病患者诱发心绞痛。

5. 酒后或过度疲劳时不宜入浴。

酒后，由于全身血液循环加快，此时入浴可使血液中的葡萄糖

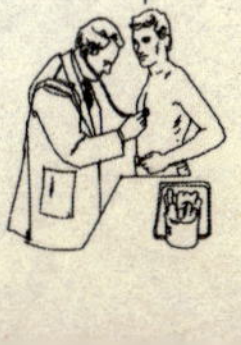

在洗澡时被大量地消耗掉。同时酒精又能妨碍血液中葡萄糖的恢复，因此伴有高胰岛素血症的高血压病患者如果酒后入浴更不容易恢复血液中的葡萄糖水平，容易产生休克，甚至危及生命。

6. 不宜到公共浴室去洗温水浴。

公共浴室内的水温通常都比较高，并且一般的公共浴室通风设备都比较差，使人感到闷热，呼吸不畅，这样会使血压明显上升，特别是中、重度的高血压病患者更不宜去公共浴室洗浴。应在家里或设备条件比较好的浴室去洗温水浴，控制适当的水温。

【专家出诊】

Q：高血压病患者可以洗冷水浴吗？

A：高血压患者不可洗冷水浴。冷水浴可以使人的心跳加快，血液循环加速，代谢增快，食欲增加，机体抵抗力增强，是一项非常有益的锻炼项目。但是，它对高血压患者来说，却是不适宜的。因为高血压病患者，特别是长期高血压患者，他们周身血管和心、脑、肾都有不同程度的病变，如小动脉透明样变性，管腔变窄，大、中动脉粥样硬化，心肌肥厚并扩大，病情进展极易出现心力衰竭或冠状动脉粥样硬化性心脏病。由于长时期的高血压，脑内可形成许多微小动脉瘤，一旦破裂便会引起脑出血。此外，脑血管硬化变窄，还会导致脑血栓的形成。在这种情况下，若再洗冷水浴，寒冷的刺激会使外周血管痉挛，回心血量增多，体内儿茶酚胺释放增多，使血管进一步收缩，导致血压继续升高，使已经有病变的心、脑、肾的负担进一步加重。这就像让一匹有病的老马去拉一辆异常沉重的马车，其结果必然是车拉不走，还很可能会把马累坏。所以，高血压病患者是不适宜于洗冷水浴的。

运动疗法 捕捉运动的疗养细节

高血压病患者进行运动，最为关键的是要本着量力而行、循序渐进的原则，并进行自我监控。也就是说，要按照医生开具的运动处方来进行。

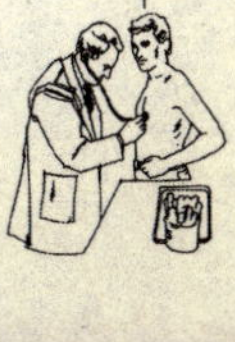

什么是“微笑轻松运动”

一些专家研究发现：治疗高血压的“微笑轻松运动”可以收到很好的效果。“微笑轻松运动”就是在运动中呼吸规则平稳，不会喘个不停，心脏不会剧烈跳动，能够轻松持续的运动。并且可以和旁边的人一边聊天，一边谈笑地进行运动，因此，我们称之为“微笑轻松运动”。

吃力的运动，可能会使您咬牙切齿，皱纹挤在眉间，呵呵不断地喘气进行。这类的运动并不好。太过于吃力的运动，在运动中血压大幅上升，有时会引起心肌梗死等并发症。所以这类运动不适合作为高血压患者运动疗法。

轻松运动，用专业术语来讲，是最大氧摄取量的50%的强度。也就是约一半强度的运动。值得提醒的是：运动强度应因人而异，体力不同，轻松的程度也各有不同。体力比较差的人，与体力较好的人相比，“微笑轻松运动”强度当然更低。那么“微笑轻松运动”具有哪些特征呢？

一般来讲，“微笑轻松运动”具有以下的特征：

1. 不是剧烈运动，所以精神和肉体都不会太疲倦。

2. 运动过程中，血压只会稍稍上升一点，即使是高血压病（轻、中等症状）患者，也都可以安心进行运动。

3. 运动过程中，不会使疲劳物质“乳酸”蓄积在肌肉内，因此不会感到疲劳，能够长时间持续轻松运动。

4. “微笑轻松运动”不容易引起心脏缺氧等问题，所以安全性比较高。

5. 不用担心脚的肌肉或关节受损。

6. 能够适当的祛除身体多余的脂肪。

【专家出诊】

Q：什么是最大氧摄取量？

A：所谓最大氧摄取量就是在1分钟内人体所吸收的氧的最大量。这个数字愈大，表示愈能够轻松的吸收氧，因此运动的能力也就愈高，体能愈强。例如，我们在电视上会看到一些马拉松选手，背着袋子，戴着口罩，在跑步机上奔跑。这是为了测量没有办法再继续努力运动时身体所吸收的氧量，也就是最大氧摄取量的运动（最大运动能力）。

运动前的身体检查项目

高血压病患者决定采用运动疗法之前，需要先向医生详细咨询自己的身体情况。医生先要判断患者是否适合运动疗法，然后给患者开出一张指导其运动的“运动处方”。患者根据处方再开始进行运动疗法。

运动疗法虽然是以治疗为目的，但它仍然是运动的一种，不管健康人，还是患有疾病的人群，运动前都要做细致的身体检查，以确定自己是否适合运动。因为也有因运动而突然死亡的情况。

日常生活中有一些人看上去很健康，但他们可能患有不易察觉的隐性心脏病，运动中可能会表现出症状。因此运动专家提醒：在运动前要进行身体检查以及运动负荷等综合试验。运动负荷试验是通过上下台阶（马斯达法）、在传送带的活动走道上走步（固定脚踏车负荷试验）、骑自行车（测力计负荷试验）来绘制心电图、测量血压。

上下台阶的负荷试验要动用较多的设备，在台阶上，上下走3分钟，上下的次数根据年龄及体重决定，并绘制测试前后的心电图。

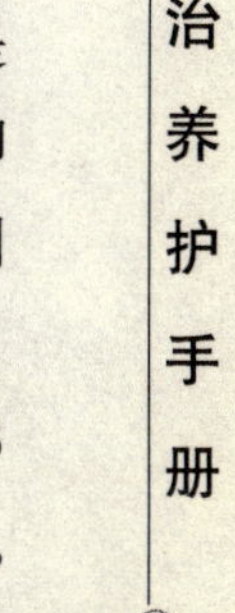

运动负荷试验中，当心电图显示患者出现心律不齐或有冠心病时，最好不要进行运动，因为如果运动中心脏病突然恶化，那就有生命危险了。

❖特别关注❖

身体状况不佳时不宜运动

轻松运动是要以轻松的运动强度来运动，最好以适度为前提。如果感冒、发烧、下痢、身体倦怠不堪，或者是心情不好、睡眠不足、身体不佳、腰和膝疼痛的时候，不但不要走路，而且要多休息。

如果在运动中觉得不舒服时，也不要勉强持续下去。尽管是按照平常的速度走路，可是如果觉得非常疲倦或心脏跳动加速的话，就要立刻停下来，测量一下脉搏。如果脉搏跳动次数明显增加的话，就必须立刻停止运动。若是肌肉或关节疼痛时，也要中止运动。

另外，若突然胸痛，并伴随恶心、头昏、眼花等症状出现，或是呼吸困难、发冷、发汗、脸色苍白、嘴唇发紫时，都要特别注意，必须立刻停止运动并尽快找医生进行检查。不觉得疲劳，能够轻松进行的才是轻松运动。一定要牢记，绝对不能在身体状态不佳的时候勉强进行运动。

注意锻炼强度和持续时间

高血压病患者可通过进行适当的体育锻炼，来进行综合治疗。不过在进行体育锻炼时，必须要坚持一个原则，即无论从事何种运动，都要注意运动的强度、时间和频率。

运动强度

患者的运动强度应根据患者的心率而定，而最大心率公式为：最大心率 = 210 - 年龄。一般来讲，为安全起见，我们用最大心率的

70%以下，作为运动量的指标。如一个年龄为60岁的高血压病患者，其运动量为70%（210－60）＝105，这就是说，患者运动时以每分钟心率不超过105次为宜。同时需要提醒的是，患者还应结合自己平时的心率、运动时血压变化和患者的自觉症状来调整运动量。

运动频率

说到运动频率，一般来讲，患者可采取每周3次，每次1小时左右的频率，也可以采用每日定时运动的频率。例如采取定时散步或慢跑，坚持每日1次，每次30～60分钟。这些频率和运动项目，试验证明是十分安全有效、方便易行的方法。同时需要提醒的是：运动要循序渐进，量力而行，就是开始时运动量要小一点，逐步增加，以活动后不感觉过度疲劳为度，并要长期坚持。

运动项目

为了减少厌倦情绪，高血压病患者可以经常更换运动项目，如参加舞蹈20分钟，然后骑30分钟自行车，或者改为打乒乓球、网球，只要达到目标心率并坚持30分钟以上，运动的项目并不十分重要。

为了能够长久地从锻炼中受益，必须养成一种有规律的体育锻炼，并且让这种锻炼成为日常生活的一部分，所以在选择运动项目时要尽可能选择患者喜欢的活动。如何得到充分的锻炼呢？得到充分的锻炼并不复杂，例如有人做过这样试验：每天以中等的速度散步1600米，这样持续坚持36天，就能轻松而且有效地减轻体重达0.4千克，并给予心脏适当的锻炼；这样坚持一年以后，患者就可以减轻5千克的体重，并能把它作为日常生活的一部分。

锻炼不仅有躯体上的好处，而且有精神上的愉悦和享受。经常锻炼的人不仅感觉身体比较舒适，还会在情绪上有焕然一新的感觉。之所以在精神上产生这样的感觉，部分原因是因为在运动时体内产生了一种有减轻疼痛和产生快感的物质。规律的有氧运动的最大好处是能够减轻压力，减轻紧迫感，这对于高血压患者来说是特别合适的。

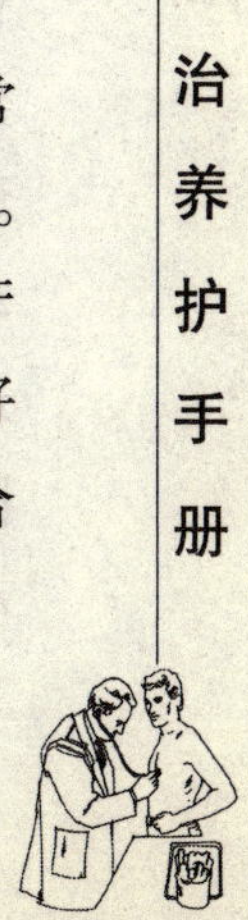

【专家出诊】

Q：高血压患者在一天中什么时候运动最好？

A：据资料报道，人体昼夜血液流变学的指标，尤其是血黏度，从晚上20点至凌晨6点呈不同程度的上升趋势，从零点至6点升高最明显。这与临床脑中风多发生在凌晨数小时内极为相关。为避免加重病情，高血压病患者清晨不宜进行有一定强度的体育活动。这虽然与我国大多数地区人们运动锻炼的习惯时间不一致，但从科学健身的角度来讲，尤其是从心血管病人的康复体育运动效果来看，上午9~11点，或下午4~6点之间运动效果较好。

高血压病患者运动前要热身

在运动锻炼前进行充分的准备活动对于锻炼者来说是非常重要的。高血压病患者中有些运动爱好者就是由于不重视锻炼前的准备活动，而导致了意想不到的情况发生，不仅影响锻炼效果，而且影响锻炼兴趣，对运动产生畏惧感。因此，每个高血压病患者在每次锻炼前都必须了解保健须知，做好准备工作。而热身运动则是高血压病患者运动前必须要做的。

热身运动能使人的体温上升，而且只有通过由低强度的运动准备渐渐地过渡到运动状态，身体才会为消耗更多的体力运动做好充分的准备。热身能帮助心脏防止偶发的非正常心律；热身有利于渐渐地加快血液流经心脏的速度，以适应较高心率时的需要，因为运动的心脏需要充分的氧气和营养。很多人轻率地认定，做不做热身运动无关紧要，这种想法是错误的。尚未运动开的肌肉很容易扭伤，因为它还没有做好充分的准备以承受负荷重的大动作。而任何热身动作都可以提高肌肉的适应性，使关节变得灵活易动。

高血压病患者最好的热身运动是轻松慢走一会儿，从适当的速度开始，5～10分钟再慢慢加速。

❖特别关注❖

高血压患者运动忌幅度过大

高血压病患者在进行运动锻炼时，注意不要做动作过猛的低头弯腰、体位变化幅度过大以及用力屏气的动作，以免发生意外。多数老人由于患有多种慢性病，运动锻炼时更应注意，最好在医生的指导下进行锻炼。

进行体育锻炼的步骤

高血压病患者进行运动疗法的时候，也有一定的步骤需要遵循，知道吗？

1. 准备活动

准备活动对各种体育活动、运动训练都是十分重要的。有很多患者，甚至健康人群对此缺乏认识，从而忽视了这一必不可少的环节，结果经常肌肉酸疼，关节韧带扭伤，甚至因为突然进行大强度运动，而引发的头晕、恶心等常见症状。

2. 有氧代谢运动

这是整个运动锻炼的核心，必须保证过程的质与量。所谓“质”是锻炼中心率要达到“有效心率范围”，并保持在这个范围。所谓“量”就是每次至少进行20分钟耐力运动。每星期大约3次，每次30分钟；每周4～5次，每次20～30分钟，这样进步最快，收效也比较明显。值得提醒的是：在周末突击运动是一种有害无益的方式。

3. 放松整理

经过比较剧烈的20～30分钟耐力练习，突然停止或立即坐下、

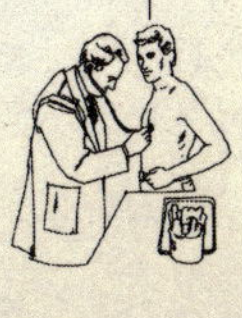

躺下休息都是对身体十分有害的。因为突然停止运动时，肌肉突然停止运动，会妨碍血液回流到心脏，从而造成大脑缺血，锻炼者会觉得头晕，甚至突然昏迷、失去知觉。正确的做法是放慢速度，继续跑或走或骑车 3～5 分钟，同时做些上肢活动，从而使心率慢慢降下来。

4. 肌力练习

这主要是针对一些在耐力活动中没有得到充分锻炼的肌群，通常主要指的是四肢与腰腹部。可以做徒手的俯卧撑、引体向上、仰卧起坐、俯卧挺身，也可以进行举重练习，最后再做几分钟的放松性柔韧练习，整个锻炼就可以结束了，总共大约需要 40～50 分钟。

【专家出诊】

Q：运动锻炼时，准备活动有什么要求？

A：一般来说，准备活动的目的有两个：一是活动各关节与肌群，提高其温度，增加弹性以适应将要进行的运动。二是逐渐提高心率，让心血管系统做好大强度运动的准备，安全地进行有氧代谢锻炼。准备活动通常需要5～10 分钟，可以先慢跑2～4 分钟，再做一套全身柔韧性练习，也可以先进行柔韧性练习，再开始慢跑或其他活动。比较安全有效的柔韧性练习方式是坐在地上或躺在垫子上进行静力伸展活动，也就是保持某一部分肌肉韧带在被牵拉的状况下静止 30～60 秒。这比传统的反复“振”的动作要好。

漫步水中可降压

游泳是一种全身运动，是一种非常适合高血压病患者的运动疗法。但是，如果患者游得不好，或游泳中必须屏住呼吸，又没有办法保持轻松的速度，则会成为强度过大的运动。

为了克服这个问题，现在有“水中漫步（步行）”这个运动项目可以帮助患者解决这些小难题。“水中漫步”即使不会游泳的人，也能轻易办到，这是因为水具有浮力。比起在陆地上走路而言，“水中漫步”对于患者的足腰的压力较少。所以，对于特别肥胖的人，腰痛的人或是膝容易受损的人最适合。

那么水中漫步的降压效果到底有多少呢？我们可以看这样一个例子：有位患者即使服用降压药，高压仍然在150毫米汞柱左右，低压在100毫米汞柱左右，无法降得更低。若再投入更多的药物，则又担心副作用的问题。因此，只好从努力改善生活做起。有一天体验“水中漫步”时发现，血压竟然降至120/80毫米汞柱，已恢复为正常血压。

在水中漫步，为什么能出现如此显著的降压效果呢？有关专家研究发现，原来在水中漫步会刺激心钠素的分泌。因为在心脏入口的“心房”处分泌的心钠素，发挥了强力降压作用，从而导致血压的下降。运动时，由于肌肉收缩，静脉血回流到心房。心房血液增加时，就会分泌心钠素。心钠素具有扩张血管的作用，同时也能够促进利尿作用，能够使原本太多的血浆量减少，从而将“血液太多了，要减少一些”的信号，从心脏送达整个身体。在水中步行时，这种心钠素分泌会大量地增加。血管扩张作用和利尿作用，也是降压药的两大效果，而心钠素具有这两大降压作用，从而促使血压下降。由此可见，“水中漫步”可以有效地降低高血压。患者朋友可以试试看。

❖特别关注❖

并非所有的高血压都适合游泳

游泳是一项很好的运动项目。大量试验表明，游泳可以有效地缓解大脑的紧张程度，并能降低血管平滑肌的敏感性，有预防和治疗高血压病的作用。因此适当的进行游泳锻炼，对防治高血压病十分有益。那么，是不是高血压病患者都适合游泳锻炼呢？答案是否定的。

一般来说，原发性高血压Ⅰ期的患者，症状并不十分严重，若以前又是游泳爱好者则可以游泳。即使不会游泳的人，也可以适当学习游泳，这样十分有助于疾病的治疗和康复，但由于游泳的运动量较大，故每次游泳的时间不宜超过一小时。

有心、脑血管并发症者（如高血压病的Ⅱ期、Ⅲ期）或即使是早期高血压患者，但症状比较明显时，最好不要游泳，以免发生中风等危险。

此外，继发性高血压（也称症状性高血压），如果是由于多囊肾、嗜铬细胞瘤、肾炎等疾病所引起的高血压病，在原发病未治愈之前，不宜游泳。

患者谨慎冬泳

一般说，高血压病患者可以在医生的督导下参加体育活动。但是，高血压病患者最好谨慎冬泳。因为冬泳是在强冷环境下的一种体育活动，身体在冷水的强烈刺激下，全身皮肤的血管发生急剧收缩，强迫表皮血管中血液回流内脏及深部组织，因而会引起血压的暂时升高。

高血压病患者本来血压偏高，并且多伴有程度不同的血管硬化，特别是舒张压经常在100毫米汞柱以上者，更表明血管弹性降低，如参加冬泳，患者的血压会暂时地进一步升高，就很可能会发生脑血管破裂出血，中风昏迷，甚至死亡。因此，高血压病患者不宜进行强冷刺激的冬泳锻炼。

但是高血压病患者可以进行一般的冷水锻炼，这是因为身体接触冷水时表皮血管收缩，血压略微升高，只是很短暂的时间，很快表皮的血管就再度扩张，大量血液流向皮肤的血管，这时的血压，就反而比未接触冷水时还稍低些。长期坚持冷水锻炼，全身的血管经过反复的张缩训练，弹性反而增强，有助于调整血压。

高血压病患者冷水锻炼的最好形式是冷水擦身。这是一种以少量冷水多次地接触皮肤的锻炼方式，刺激强度不大，高血压病患者的身体容易接受。开始时，水温不宜过低，以后再根据身体耐受程度逐渐降低一些，手法要轻，用力要均匀，先擦上半身。然后，披上衣服坐下来擦下半身。切忌低头、弯腰和起身动作过猛。

高血压伴有头晕目眩者，开始时先用冷水洗脸，再用冷水洗脚。坚持一段时间，症状有所改善后，再用冷水擦身。如果有如下轻微高血压患者，可视情况，参加适量的冬泳锻炼。

一种是青少年性高血压，原因是性成熟期某些内分泌发生变化和这一时期心脏发育增快。这种类型的高血压主要表现在收缩压的升高上，可达140～150毫米汞柱，而舒张压不高，一般没有头晕、头痛等不良感觉，这类青少年不必禁忌参加冬泳，但冬泳锻炼的强度要适当降低。通过科学适量的冬泳锻炼，血压不仅不会升高，还能促使它恢复正常。

另一种是过度紧张性高血压，这一类高血压一般是由于精神紧张，过度疲劳引起的。这种高血压不仅收缩压增高，可超过140毫米汞柱甚至150毫米汞柱，舒张压也升高，可达90～100毫米汞柱。这种现象通过减轻工作压力，合理安排生活，保证充分睡眠和休息之后，随着过度紧张状态的消失，血压就可恢复正常。这类高血压患者也可参加冬泳锻炼，但应有明确诊断，征求医生意见，冬泳时严格控制刺激强度，严格遵循冬泳的科学方法和保健要求，应以自我感觉舒适为度，发现不适，立即结束。

三"严"良语

高血压病患者日光浴有讲究

在进行日光浴时，红外线能使表层组织的血管扩张，促进血液循环，使心脏跳动有力，呼吸加深，全身新陈代谢更加旺盛，对早期高血压病具有良好的治疗作用。但是警告患者朋友：日光浴不能过量，必须坚持循序渐进的原则，照晒量要由小到大。

要掌握跑步的量

我们知道，跑步可以减肥和预防高血压病。但是跑步要严格掌握合适的“量”，才能够起到预期的作用。我们身体的内环境，并不是短时间形成的，而是在长期的岁月中，不断地与环境、生活、工作、习惯等相适应所形成的。

与由病毒引起的感冒或事故造成的骨折不同，高血压病是经过10年、20年这样的长时间，一点一滴对身体适应所产生的。所以要突然改变的话，身体的适应状态也一时间跟不上，原有的平衡遭到破坏，反而会有害身体健康。

所以说对中老年人而言，首先必须留心注意的问题是，为了不使身体衰退下去，无论如何要维持身体原有的平衡。具体到跑步时，要以自己的方式，逐渐提高速度，千万不能只考虑体力的问题，否则就会出现大的问题。中年以后的体育运动，最重要的是保持轻松愉快的心态。

❖特别关注❖

患者早晨不宜跑步或运动

不少人早晨起床后，喜欢在阳台上或空地上反复向前弯曲身体、下蹲等，以作为一种早晨锻炼的方式。

对于高血压病患者来说，如果醒后马上进行锻炼，身体部分脏器特别是脑和心脏会感到供血不足，容易出现心肌缺血等意外情况。因此，高血压病患者起床后只能做一些轻微的运动，如散步、甩手等，然后再慢慢加大活动量。

踩健身脚踏车降压法

踩健身脚踏车和步行一样，是最适合作为成轻松运动的一种运动方式。踩健身脚踏车运动有几个突出优点：

1. 其运动负荷能够自由调节。

2. 在训练中，脉搏跳动次数也会通过仪器自动记录下来。

3. 可以维持适合自己体力的运动速度。

4. 减少身体部分部位的压力和负担。因为是坐着进行，所以会减少对腰和膝的负担，不用担心受伤的何题。患有腰痛毛病的人，肥胖的人，年纪大的人，以及以往几乎不做运动的人，都可以采用这种方法。

5. 健身脚踏车可在室内进行，与天气和时间无必然的关系，随时都可以进行。可以一边聊天，一边看电视、听音乐、看书，或者是练习英语口语，还可以一边做自己喜欢的事情，一边踩着健身脚踏车。

踩健身脚踏车是一项能够轻松进行的运动，而这种“边做运动，边做其他事情”能够十分有效地节省时间。能够有效地利用时间，而且轻松地做运动，的确是十分惬意的事情。

三“严”良语

血压过高的人不适合运动疗法

因为运动使血压升高，有导致脑溢血的危险。运动疗法虽然能够降低血压，但事物都有两面性。因此，是否采用运动疗法，应听从医生的指示。

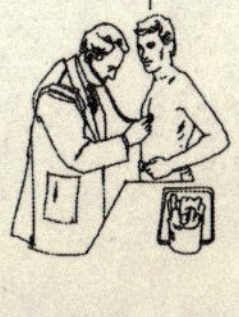

跳舞降压法

跳舞是一种有较强节奏的全身运动，它具有舒筋活络、流通气血、滑利关节、改善机体、健美形体等作用。由于跳舞多在音乐伴奏下进行，这样音乐与舞蹈的有机结合，其功效就不仅仅是两者的简单相加，而是具有更广泛的整体效应。

跳舞可以有效地降低血压。曾做过一项研究，在抽样调查的80例参加跳舞的人群中，其中有21位高血压病患者，经过半年的健身舞锻炼后，其平均血压由原来的159.63/101.84毫米汞柱降为139.5/87.35毫米汞柱，实在出人意料。另据报道，长寿之乡广西巴马的人们非常喜欢跳舞，这也是他们长寿的重要因素之一。

综上所述，跳舞是有益于高血压病的防治的。因此，患有高血压者不妨跳跳舞，以促进疾病的早日康复。但须注意下列事项：

1. 必须把跳舞看成是一种健身治病的锻炼手段，而不应单纯把它看作是一种文化娱乐活动，并应做到持之以恒。舞种的选择可根据患者各自的喜好、病情及体质状况而定，一般以交谊舞中节奏较慢者为宜，可不必过于追求舞姿的艺术性，惟以治病为目的。

2. 病情较重，或有心、胸并发症及年迈体衰者，跳舞时间不宜过长，更不能进行过于剧烈的舞蹈运动。

3. 跳舞过程中应适当控制情绪，不要过度兴奋激动，切不要听一些容易使人激动的音乐，以防血压突然升高，发生意外。

4. 跳舞的音乐音量要适中，避免强烈的音乐刺激，切忌迪斯科音乐。否则不但达不到治病的目的，反而会因强烈的音响刺激使血管痉挛，血压升高。

5. 跳舞不宜在饭后立即进行，至少须在饭后半小时之后。

【专家出诊】

Q：为何跳舞可以降压？

A：有些舞蹈在大多数情况下是需要踮起脚尖走步的，如跳交谊舞时，脚尖着地的机会就较多，这种姿势不但使小腿肌肉和足踝关节得到了较好的锻炼，而且还通过反射作用于大脑以调节血压，从而达到降低血压的效果。跳舞有素者常有这种体会，当紧张工作之余，走进舞厅时，便会有轻松愉快、心旷神怡的感觉，这对高血压病患者来说无疑是十分有益的。

高血压患者宜常散步

散步是一项古老而现代的运动方式，它具有不受环境影响、不受条件限制、人人可行的特点，也是一种保健运动方式。

大量临床实践表明，散步也是一种防治高血压病的有效方法。通过散步锻炼，可促进人体四肢及脏器的血液循环，调节神经系统功能，促进人体新陈代谢，调节精神心志，解除神经疲劳，使人气血流畅，脏腑功能协调，降低血压，减轻或消除头晕头痛、心烦急躁、失眠等症状。

那么散步时，有什么注意事项吗？

1. 散步时要保持身体自然正直，抬头挺胸，两眼平视，呼吸自如，随着步子的节奏，两臂自然而有规律地摆动。

2. 要全身放松，缓步而行，宜以个人体力确定速度快慢和时间的长短，顺其自然，不宜强求，以身体发热、微出汗为宜。

3. 一般频率为每分钟 60 ~ 90 步，每次散步 20 ~ 40 分钟，每日一般 1 ~ 2 次。

4. 散步何时何地均可进行，但饭后散步最好在进餐 30 分钟

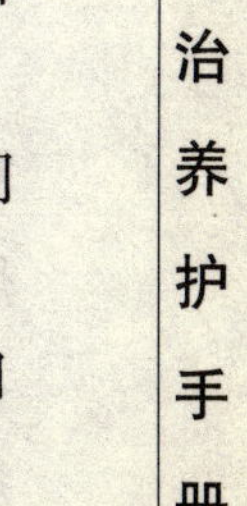

以后。

5. 散步时衣服要宽松舒适，鞋要轻便，以软底鞋为好，不宜穿高跟鞋、皮鞋。

6. 散步的场地以空气清新的平地为宜，可选择公园之中、林荫道上或乡间小路，也可根据个人情况选择山地等。

三"严"良语

持续进行体育锻炼，有助于戒烟

参加锻炼的吸烟者发觉戒烟也更容易了，另外，锻炼的节食者发觉不像从前那样容易感到饥饿了。

常打太极拳有助于降压

太极拳是我国传统的保健方法，它同气功一样，均属于自我心身锻炼疗法范畴。实际应用表明，太极拳对增进人体健康，防治多种慢性疾病有很好的效果，尤其是对心血管系统疾病疗效更加明显。

因太极拳动作轻柔缓慢，且以意念引导动作，心境平静坦然，可使全身肌肉放松，故有利于血压下降。有人研究，高血压患者在打一套太极拳后，收缩压可下降10～20毫米汞柱，舒张压下降10～15毫米汞柱。上海同济大学体育教研室和卫生科曾组织61名高血压患者进行太极拳锻炼，并取得了较好降压效果，总有效率达82%。

一般认为，运动锻炼必须达到一定的运动量，即达到耗氧量的70%～89%时才会有效。据初步实验观察，结果发现简化太极拳锻炼的生理强度最大耗氧量是40%，而全套太极拳锻炼的生理强度最大耗氧量亦仅有50%，但临床上都能产生一定效果，如血压下降，症状缓解，心功能改善，高密度脂蛋白水平升高。说明太极拳是一种独特的、负荷强度不大而又安全有效的保健锻炼方法。适宜于中老年和高血压等心血管病患者。

太极拳锻炼一般要求形正体松、舒展自然、匀缓圆活、连贯协调、全神贯注、用意轻运、吐纳适度、轻灵活泼、应将“意”、“气”、“形”三者合一、并贯串于整个锻炼过程中。但高血压者在练太极拳时，还必须特别注意以下两点，才能收到更好的效果。

1. 要用意而不用力

打拳时注意力一定要高度集中，排除一切杂念，用意而不用力地以意识引导动作。也就是在做每一个动作之前，要先想该动作如何做，同时又边做边想下一个动作。这样“先想后做，边做边想”就能将意识与动作有机地结合起来。在打拳中，还应全身高度放松，以使周身经络气血畅通无阻。

2. 密切配合呼吸

太极拳的流派繁多，采用的呼吸方法各异，但就呼吸的生理学基础来看，一般都主张采用腹式呼吸，亦即利用隔肌的升降运动为主来带动呼吸。腹式呼吸要顺其自然，不要憋气，在配合具体动作时，应遵循“降呼升吸”、“进呼退吸”、“实呼虚吸”等原则，逐步做到深、长、细、匀、稳、缓、静等7种呼吸要求。有些太极拳师傅强调呼吸时要提肛，即收缩肛门括约肌，但因提肛须结合闭气，故高血压患者不宜采用此法。总之，呼吸一定要合乎自然，并紧密地结合动作进行，以达到圆活、协调、连贯的境界。

三“严”良语

患者可运用辅助打坐降压

打坐及其他非药物方法可以像药物一样有效地治疗，而且比药物治疗方法更安全。打坐虽然有消除紧张与疲劳的作用，但只能使血压暂时降低。

临界高血压者可利用打坐来代替药物治疗高血压，在几个月时间内可能没有危险，但不能长时间代替。尤其对于血压更高或伴有器质性损伤的高血压患者，则不能用打坐来代替药物治疗，正确的方法是以药物治疗为主，打坐只是有益的补充。

慢跑可以降血压

慢跑又称健身跑，它是近年来流行于世界的锻炼项目，慢跑简便易行，无需场地和器材，是目前人们最常用的防病健身手段之一。慢跑时的供氧比静止时多 8 ~ 10 倍，能使心脏和血管得到良性刺激，可有效地增强心肺的功能和耐力。

通过适当的慢跑，可增强腿力，对全身肌肉，尤其对下肢的关节、肌肉有显著的锻炼效果，能减轻体重，降低血脂，有助于降低血压。同时，慢跑可提高机体的综合代谢功能，调节大脑皮质功能，使人精神愉悦，促进胃肠蠕动，增强消化功能，改善或消除高血压患者的头晕头痛、失眠等症状。

慢跑疗法也是高血压病患者常用的祛病保健方法之一，主要适用于轻度高血压病患者。

这里提醒广大朋友，慢跑需要注意的几个细节：

1. 慢跑前应稍减一些衣服，做 3 ~ 5 分钟的准备活动，如活动一下脚、踝关节及膝关节，伸展一下肢体或做片刻徒手体操，之后由步行逐渐过渡到慢跑。

2. 慢跑时全身肌肉要放松，两手微微握拳，上臂和前臂肘关节屈曲成 90 度左右，上身略向前倾，两臂自然下垂摆动，腿不宜抬得过高，身体重心要稳，呼吸深长而均匀，与步伐有节奏的配合，用前脚掌先着地而不能用足跟着地。

3. 慢跑开始时，需要从慢速开始，起初慢跑的距离可短一些，但是一定要循序渐进。患者可根据具体情况，灵活掌握慢跑的频率和时间，运动量以心率每分钟不超过 120 次，全身感觉微热而不疲劳为佳。慢跑的频率一般以每分钟 100 ~ 120 米为宜，时间可控制在

8～15分钟。

4. 慢跑应选择空气新鲜、道路平坦的场所进行，不要在饭后立即跑步，也不宜在跑步后立即进食。慢跑后可做一些整理活动，及时用干毛巾擦汗，穿好衣服。

❖特别关注❖

慢跑中若出现呼吸困难、心悸、胸痛、腹痛等症状，应立即减速或停止跑步，必要时可到医院检查诊治。另外，有严重高血压，经药物治疗血压仍在180/130毫米汞柱以上者；已经发生心、脑、肾严重并发症的患者，如高血压性心脏病、冠心病、心绞痛；半年内发生过心肌梗死或冠心病伴有严重心律失常或心功能不全者，均忌进行慢跑运动。

高血压的运动防治操

高血压病防治操适用于Ⅰ、Ⅱ期高血压病患者，具体做操的方法步骤如下：

1. **起落呼吸运动**

站立，两足分开与肩同宽，两臂由体前徐徐上举至肩平，配合吸气，还原成预备姿势，配合呼气。重复6～8次。

2. **左右划圈运动**

站立，两臂屈肘于体侧，掌心向上，右手向前伸出，掌心转向下，再向外作平面划圈，同时右腿成弓步，还原。再左手划圈。左右交替，各6～8次。

3. **半蹲起立运动**

两腿半蹲，两臂向前平举，稍停片刻后再起立。反复进行6～8次。

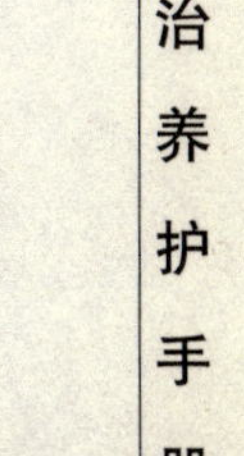

4. 贯气呼吸运动

站立，两臂由体侧上举至头上，然后两手下落至头顶百会穴，配合吸气；两手沿头及身体前面徐徐落下，同时配合呼气，并用意念将内气由上向下贯至脚底涌泉穴。做8~10次。

5. 原地踏步运动

两手叉腰，在原地踏步，脚尽量高，踏100步后休息片刻，再踏100步。

6. 展臂提腿放松运动

站立，两臂平举，同时左腿屈曲提起，然后两臂与左腿同时下落放松，再展臂提右腿。左右交替各6~8次。

7. 两臂平展运动

站立，两脚分开与肩同宽，两臂侧平举，掌心向上，开始活动时，腰部略向左侧倾斜，左臂随之缓缓向下，同时右臂慢慢上升，两臂仍保持呈一直线，待右手升至与头同高时，逐渐复原成两臂侧平举状态；然后反方向做。如此为1次完整动作，可连续做20次。

【专家出诊】

Q：高血压患者运动前需要哪些准备工作?

A：在开始运动时，如果没有做暖身运动就进行运动的话，会使血压急速上升，增加对心脏的负担，容易损伤肌肉和关节。所以，在进行运动锻炼之前，一定要先做些准备运动，放松身体才行。

准备运动主要包括伸展小腿和大腿肌肉、骨关节等5~10分钟。当然，做韵律体操也无妨。但是如果是走路的话，本身就是一种准备运动，也是一种缓和体操，所以就不必做事前和事后的运动。

此外，运动后为了消除疲劳、使呼吸及脉搏跳动恢复正常，也要做些缓和运动。即使是轻松运动，也要做准备运动和缓和运动。

擦颈甩臂降压操

擦颈甩臂降压操把擦颈、甩臂与摆腿、踏步有机地结合来，久做可防治高血压病，减轻高血压病患者头晕头痛、心烦失眠等症状。

1. 擦颈

预备姿势：自然站立，两脚分开与肩等宽，两臂自然下垂于体侧。

【做法】两臂屈肘，上移于肩部，首先用两手掌轻轻拍打颈部1分钟，再两手掌贴后颈部，两手形成“八”字形，并沿“八”字的延长线来回擦颈，共擦100个来回。

2. 甩臂

预备姿势：自然站立，全身放松，两脚分开与肩等宽，两手自然下垂于体侧，掌心向内。

【做法】两膝微屈，身体重心下移，两臂伸直前后用力来摆动，前摆时两臂和身体纵轴的夹角不超过60度，后摆时超过30度，一般每次摆动200~500次，以身体发热、温暖、出汗为佳。

3. 摆腿

预备姿势：面墙而立，两手扶墙。

【做法】以髋关节为轴，左腿前后摆动150次（前后摆动度至45度角），右腿前后摆动150次。

4. 踏步

预备姿势：自然站立，身体放松。

【做法】原地匀速踏步，两臂的摆动与两脚的起落协调一致，呼吸平稳，每次5~10分钟。

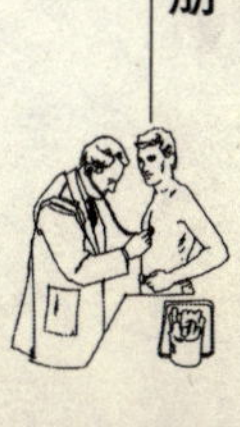

❖特别关注❖

患者朋友可以结合“10分钟降压操”一起进行运动治疗，Ⅰ、Ⅱ期高血压病患者每天要持续做2~3遍，可达到降血压、清脑、镇痛、宽胸、安神等功效。重症患者则必须配合药物治疗，方可获得不错的效果。

高血压患者不宜“扭秧歌”

有关专家指出，高血压患者不宜扭秧歌，一些冠心病、脑动脉硬化、肾炎和糖尿病患者也应十分注意选择运动项目。

这是因为，血液在血管流动时，对血管壁产生的压力称为血压。当心脏过多地送出血液，或者血管硬化、狭窄时，都可以造成血压升高，发生高血压。扭秧歌这种群众性的文体活动，鼓点节奏相对快而有力，易使人情绪兴奋，心跳增快，血压急剧上升，红细胞激增，血黏度增加。身体健康者通过此项运动，可以增强心肺能力，但高血压患者通过此项运动会使血压过高，对人体内脏造成损害。

冠心病、脑动脉硬化患者同样不适合扭秧歌。“冠状动脉粥样硬化”和“脑动脉硬化”多是由于血压过高，脂质在动脉壁沉积，血管弹性和容量降低引起的。因此，80%的冠心病患者都患有高血压。如果心脑血管疾病患者仍随兴扭秧歌，可能会在兴奋时血压升高，使脆弱的脑血管破裂，发生意外。此外，长期扭秧歌会使患者的心肌经常处于超负荷工作状态，易发生心力衰竭。

专家还提醒肾炎和糖尿病患者，一定要注意选择好运动项目，因为这些病常常是高血压病的并发症。

三"严"良语

坚持运动不可以不按时服药

高血压病在服用降压药物后，运动是他的辅助治疗方法，而且能提高药物的降压效果，但是，运动不能完全代替药物的治疗作用。

高血压患者适当爬楼梯有益

现代社会，楼群不断地增加，爬楼已成为很多人日常生活中的必须活动。其实爬楼本身就是一种运动，而且对身体大有益处。

爬楼这种活动本身就是一种很好的锻炼身体的方法，爬楼梯锻炼的作用类似登山。据测定，在相同的时间内，爬楼梯与参加其他活动比较，所消耗的热量比散步多4倍，比打乒乓球多2倍。

爬楼梯不仅可以增强下肢肌肉和韧带的力量，保持下肢关节的灵活性，而且能促进人体能量代谢，增强心肺功能。同时，对提高血液中高密度脂蛋白的含量，防治动脉粥样硬化、高血压也有一定的帮助。对肥胖病的治疗更有明显的效果。如果你能将爬楼梯活动变为锻炼身体的手段，你将会受益匪浅，乐在其中。老年人还可以把爬楼梯当做一种锻炼身体的方法。

另外，老年人爬楼梯锻炼还应该注意以下几点：

1. 不要影响邻居行走。老年人进行爬楼梯锻炼，最好在清晨邻居大部分尚未起床时。这时楼道中行人极少，也不会对锻炼产生干扰。

2. 不要摸黑锻炼。有些楼道采光不好，锻炼时可打开楼道的电灯，增加照明度，以便看清梯级。

3. 不宜穿拖鞋。进行爬楼梯锻炼时，以轻装、空手为好，不宜穿拖鞋，一方面容易松脱或摔跤，另一方面拖沓声惊扰别人。

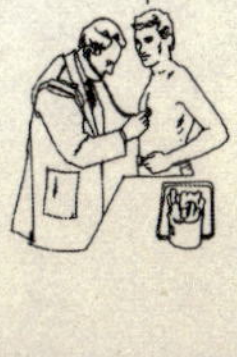

4. 上下楼时应集中注意力，保持稳健从容的步态。因为上下楼梯扭伤多发生在下楼时，因此，下楼时不要过急，要注意步步踩实。

【专家出诊】

Q：老年高血压病患者爬楼梯的频率该怎么安排？

A：老年人做此运动一定要适度，以一个楼梯组为12个台阶，每个台阶20厘米计算，老年人作为健身锻炼，可用1分钟登4个楼梯的速度进行。这种速度均匀，节奏较强的运动，既可达到健身的目的，又不会使内脏产生很大的反应，最适合老年人采用。以这种速度登12个楼梯组，上楼用3分钟，下楼用2分钟，休息一段时间，再重复登。开始可重复1次，逐渐增加到2～3次。一般老人经过一段时间锻炼后，可增加到5次，并稳定在重复5次的水平上。个别身体好的老年人还可以适当增加重复的次数，但是运动前后要加强运动量，最重要是要加强自我监督。

在开始一两个月的爬楼梯锻炼中，可在每次锻炼的中途根据体力状况适当休息一会儿。例如，每4个楼梯组中间休息半分钟，大约连续锻炼两个月后，中途不再休息。每次锻炼时间可控制在半小时左右。在登楼梯的过程中可以配合呼吸，若形成有节奏的呼吸，其锻炼效果更佳。

心理调控 与患者心灵亲密对话

随着高血压病的发展，不适的症状越来越多，如心悸、头痛加重等，这些都可能使病人的心理负担日益加重，情绪更加不稳定，更易急躁、易怒、易冲动。

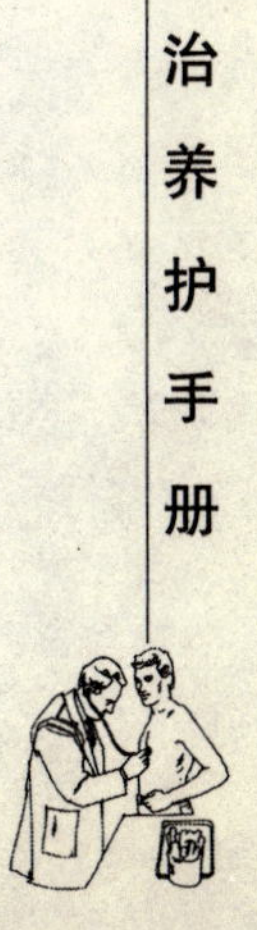

心理疗法的重要性

近年来，医学专家逐渐认识到治疗高血压必须兼顾心理、社会和躯体三方面因素，于是开始对心理治疗进行深入研究，并创立了一些行之有效的治疗方法。

高血压病的心理治疗是指有关医务人员充分运用心理学的理论和医学技术，通过语言、表情、举止行为，并结合其它特殊的手段来改变高血压病患者的认知活动、情绪障碍和异常行为。过去人们主要强调药物治疗，但药物治疗一方面不能有效地阻止或延缓高血压病的病理进程，并且高血压控制率也不够满意；另一方面，大部分抗高血压病的药物均有不同程度的副作用，从而使患者不愿意或不能坚持药物治疗。

在某种意义上，高血压病是一种心身疾病，因为精神、心理因素与高血压的发病有密切的关系。长期保持情绪紧张，心理负担过重如恐惧、恼怒、狂躁、失意、怨恨、焦虑等都能使中枢神经处于兴奋状态，内分泌功能发生变化，并通过一系列升压机制使血压升高。

由此可见，保持健康心理状态，对高血压患者是极其有利的。如果发现有心理不健康的迹象时，应积极主动地调节心理，尽快纠正精神状态。

三“严”良语

高血压病患者心理治疗的主要内容

常用的高血压心理行为疗法主要包括：保持乐观心态、减轻心理压力、克服多疑心理、纠正不良习性、抵御不良社会因素、进行心理咨询调节、采用音乐疗法以及自律训练或气功疗法等。

保持好心情，高压去无踪

好的心态和情志，可以预防高血压病。生气、暴怒、紧张等会使全身血小管收缩，血压迅速升高。心率加快，心肌耗氧量增加，心脏负荷加大，这样在原有病变的基础上，会使病情突然加重，甚至诱发心肌梗死、脑出血等疾病，所以高血压病患者也常采用调整心态疗法进行治疗。

对于高血压病患者，除了药物治疗外· 保持心理平衡至关重要。对于不满意的人或事，要进行“冷处理”，避免正面冲突。

要培养多方面的兴趣，积极参加力所能及的社会公益活动和适合自己的文化娱乐活动，也可以培养自己的一些业余爱好，如学绘画、书法、种花、养鸟、垂钓、听音乐等。好的兴趣和爱好可以开阔胸怀，陶冶情操，缓解身心紧张劳累，对于调节情绪和保持心理平衡大有裨益。

❖特别关注❖

高血压患者十怕歌

一怕性子急，冲动发脾气；

二怕有苦衷，心情受压抑；

三怕事忙乱，烦扰多难题；

四怕灾祸至，精神强刺激；

五怕贪酒肉，体胖脉腔细；

六怕久失眠，熬夜不节欲；

七怕头猛震，抬举出过力；

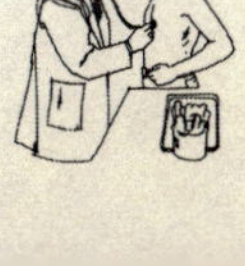

八怕大便干，努争腹压急；
九怕烈日晒，风寒亦应避；
十怕病吓倒，又怕太大意。
按歌自检点，可防脑血溢。

患者心理调节三忌

高血压病是一种心身疾病，无论轻重，都与人的心理因素相关，其病情会对人的心理状态产生影响。高血压病早期，血压波动较大，病人的情绪往往随着血压的波动而变化，容易激动，爱发脾气。以下几种方法可帮助高血压病患者保持情绪稳定，以利于高血压病的恢复。

忌情绪紧张

人在紧张、忧愁、愤怒、悲伤、惊慌、恐惧、激动、痛苦、嫉妒的时候，很容易出现心慌、气急和血压升高现象，甚至导致脑血管痉挛或破裂、中风等生命危险。高血压病患者的情绪变化，常常会导致血压不同程度地波动。

心理处方：做一些业余的手工操作，如缝纫、编织、木工、雕刻等，可以使脑力转移到较平稳的状态；练字、绘画，可使情绪稳定，精神进入一个会意的境界。当心情不佳、紧张焦虑时，改换一下环境，去郊外、公园、河边或山顶欣赏一下大自然的美景，可将注意力转移，达到精神松弛的目的。遇到不满意的人和事，要进行“冷处理”，避免正面冲突，遇事要想得开，切忌生闷气或发脾气。还应培养多种兴趣，多参加一些公益活动及娱乐和运动，做到笑口常开，乐观轻松。

忌心有负担

有的高血压病患者发现血压增高后，思想负担很重，情绪极不稳定，终日忧心忡忡，结果使血压更加增高，病情加重。有的患者出现消极沮丧、失去信心等不良心理，觉得自己给家庭和社会带来负担，成为“包袱”，不愿按时服药，不肯在食疗、体疗等方面进行配合，等待“最后的归宿”。也有的患者因降压治疗一时不理想，对治疗失去信心，变得焦躁不安，怨天尤人。

心理处方：虽然对高血压病的治疗目前尚缺乏治本的方法，需要长期作战，但若能在药物治疗的同时避免增加心理负担，改变生活方式，进行自我安慰，病情是可以控制的，并发症也是可以减少的。

忌猜疑病情

一些患者一旦被确诊为高血压病之后，便把注意力集中在疾病上，稍有不适便神经过敏，猜疑血压是否上升了，是否发生并发症了，终日忧心忡忡。有的患者看了一些有关高血压病的科普读物，或报纸杂志上的科普文章，便把自己的个别症状及身体不适进行“对号入座”，怀疑自己疾病加重，或百病丛生；对医生的解释总是听不进去，有时总是希望医生说自已病情严重；有点头晕头痛，便怀疑是否有中风的危险；有点肢体麻木便断定是中风先兆。猜疑病情对病情无任何帮助，及时就医治疗是最正确的方法。

心理处方：相信自己身体是健康的，要相信平时的小病或常见症状是可以治疗的，同时需要对患者进行精神调节，消除患者多虑、胡乱猜疑的心理，是十分有必要的。

忌气急暴怒

暴怒是由于某种目的和愿望不能达到，逐渐加深紧张状态，终于发怒，可表现为暴跳如雷，拍桌大骂，拳打脚踢，伤杀人畜，毁坏器物。轻者会肝气郁滞，食欲减退；重者便会出现面色苍白，四肢发抖，甚至昏厥死亡。当然，若是轻度的发怒，不会对身心健康造成大的影响，而且有利于压抑情绪的抒发，有益于健康。但什么事情都有个度的问题。

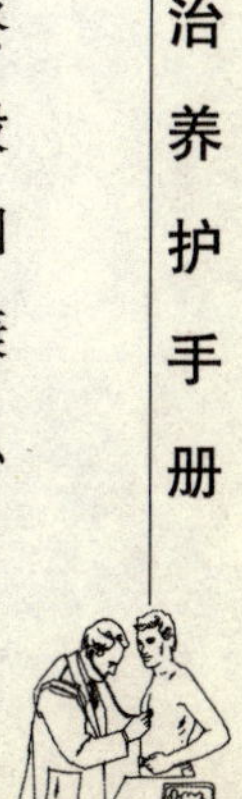

心理处方：高血压病患者遇事首先要冷静，大怒常常是不能冷静思考的结果。只有冷静，才能积极思考，想出对策，圆满解决问题。大怒于事无益，只能招来灾祸，尤其是对于高血压病患者，要知道气急暴怒往往是脑中风的重要诱因之一。因暴怒而突然死亡的高血压病患者不在少数。

三“严”良语

研究还发现：容易激动、好竞争、常觉时间不够而有压力感的人，过于耿直的人，胆小怕事的人患高血压的机会比较多。总之心理状态的好坏与血压有直接的关系。

消极心理要不得

研究发现，人在情绪活动的同时会伴随一系列复杂的生理变化。如果是良好的、积极的情绪状态，会对人的心血管系统有促进作用，能为人的神经系统功能增添新的力量，能充分发挥肌体的潜能。但是，不良的、消极的情绪活动，虽然可以短暂地激发肌体对恶劣环境刺激的适应性反应，但总的来说，会对机体产生有害的作用。

高血压病患者可能有明显的家族史，可能是由于动脉病变而造成的，但是人们的生活习惯，特别是紧张的刺激和饮食的习惯，也会对高血压病有明显的影响。例如人在受到威胁的情况下，会产生焦虑和愤怒的情绪，使心率加快，血压升高，血管收缩。如果这种情绪反应是短暂的，则体内的生理、生化变化会很快复原，身体不会受到影响。反之，如果这种情绪长时期存在，并且得不到必要的疏通和发泄，持续时间过长，就会使人的整个心理状态失去平衡，体内的生理、生化不能恢复正常，持续下去，就很容易导致高血压病的发生。

实验观察发现，凡是能引起情绪波动的有关话题，如涉及工作、婚姻家庭以及经济时，都会引起心电图不同程度的变化。所以不良的心境如悲伤、自责和沮丧、愤怒、高度紧张、急躁好胜、激动等，都是引发高血压病的因素。要摆脱消极心境对健康的影响，可采用以下几种方法一试：

1. 弥补法：对突发的外来刺激，可通过努力止作来弥补精神创伤和心理伤害。

2. 转移法：积极参加文体活动，借以转移注意方向，松弛紧张情绪。

3. 劝说法：扩大交往，结识良师益友，寻求安慰和疏导，以减轻心理冲突。

俗话说：“人非草木，孰能无情”。面对来自外界的各种刺激，要摆脱不良的心境，做情绪的主人。

【专家出诊】

Q：高血压病患者为何要避免嫉妒？

A：妒忌是一种痛苦、难堪的情绪反应，它包含有醋心、怨恨、愤怒、沮丧、羡慕而力所不及等多种感情因素，它能使大脑皮质的脑垂体促发肾上腺皮质激素分泌增加，引起人体免疫功能紊乱，大脑功能失调，抗御疾病的能力减弱，从而使高血压、冠心病、心血管疾病、周期性偏头痛等疾病加重。

因此，不宜妒火中烧。为了自身的健康，应该培养开阔的胸怀，树立豁达的精神，去掉妒忌之心。

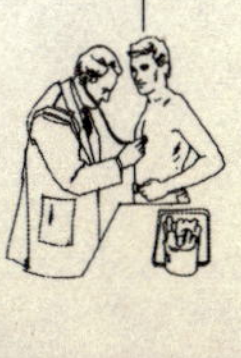

推荐的娱乐项目

娱乐是通过心理调护而治疗疾病的一种方法。在几千年以前，名医为人治病，其中就有用娱乐活动治疗头晕目眩的记载。对于高血压病患者，可根据其爱好与身体状况选择娱乐活动项目，如唱歌、跳舞、下棋、打牌、听音乐、写诗、绘画、弹琴等，通过这些娱乐活动，陶冶性情，增进人际关系，增加生活情趣，消除紧张忧虑状态，进而达到改善高血压病症状目的。这里介绍最有用也最常用的几种娱乐项目：

音乐

舒缓悠扬的乐曲容易使人恢复或保持平静，能够起到降低血压和肾上腺激素水平的作用。有科研人员对40名心脏病或高血压病患者及20名身体健康者进行医学测试。医学家让他们听各种不同曲调且均具有舒缓作用的音乐，并分别进行各种测试。结果发现，受试者在接受音乐疗法前后的血压和心电图检查结果均有所不同，但都使高血压病患者血压下降。不过，高血压病患者尽量不要听旋律快速的舞曲或节奏强烈的进行曲。

垂钓

垂钓具有运动的特征。从垂钓姿势上说，时而站立，时而坐蹲，时而走动，时而又振臂投竿，这就是静中有动，动中有静。静时可以存养元气，松弛肌肉，聚积精力；动时可以舒筋活血，按摩内脏。如此动静结合，刚柔相济，就使人体内脏、筋骨及肢体都得到了锻炼，增强了体质。

在大自然中，吸入清新的空气，有利于改善人体的心肺功能，对治疗高血压病、心脏病等疾病大有裨益。另外垂钓能使人心身放松。垂钓的地方，大多是有草木、水源的地方，或湖边池塘畔，或水库滩涂，或江岸河沿，或涧岩溪旁，其处水浪翻飞，草木葱笼。垂钓者从充满尘烟、噪音的城市来到环境幽静的郊外，与青山绿水、花草虫蝶为伴，与鸟语、蛙声、虫唱、流琴、鱼闹、林喧为伍，就有心情清爽、脑清目明、心旷神怡之感。而垂钓时全神贯注，直视鱼漂，又能诱使垂钓者迅速进入“放松入静、恬淡虚无、安闲清静”的状态，陶冶性情，延缓衰老。对于长期从事体力劳动、患有神经衰弱、高血压的人来说，可谓“益莫大焉”。

❖特别关注❖

患者登山娱乐注意事项

首先要量力而行，安全第一。衣着要宽松，不宜穿短衣短裤，鞋子要防滑束脚。身体不适及雨雪天气时不要登山，要选择安全的登山路线，尽量按原路下山，不要有探险的心理而另辟蹊径。途中遇雷雨，应注意防雷击。手机要充足电，以备急用。

其次是掌握方法，不能急于求成。步伐要均匀，不能忽快忽慢；步幅要适度，根据呼吸频率进行调节，以保持均匀和深度呼吸为宜；休息次数应逐步减少，且休息时间不宜过长。

最后，就是贵在坚持，不可轻言放弃。经常到群山里走一走，收获一定丰盛。

愉快交谈能降压

医学研究发现，几名老人来到候诊室，接受高血压病治疗，由于患者们都十分面熟，他们便开始互相询问病情，互相安慰，互相勉励，其实已经对症状进行了一半的相互治疗。如果与相信这一效

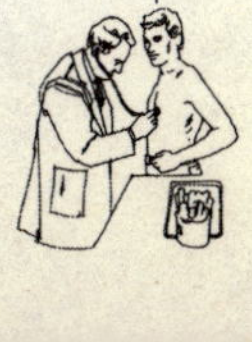

果的医生进行愉快地交谈，病情就会更加稳定，很快会健康恢复，甚至出现不需要吃药的现象。这就是说，交谈有助于治疗高血压病。

研究还发现，交谈时，人们进行的是轻微的腹式呼吸，而这种呼吸方法能够使肺部愉快地活动，从而在不知不觉中，使肺功能保持了活力。当人们进行极其普通的呼吸时，构成肺的7~8亿个细胞并不是全部活动。而是有一半甚至2/3的细胞处于停息状态，这些细胞发挥着血液输送氧气，同时接受血清中二氧化碳的作用。

如果改为腹式呼吸，由于进入人体肺中的氧气要比普通呼吸时增长很多，所以许多细胞功能变得活跃，肺功能也被加强。

而且，新鲜的氧气到达身体各个角落，各器官功能变得活跃，促进了身体健康。各种健身法都重视腹式呼吸就是这个缘故。用声乐、歌谣、吟诗等养成腹式呼吸习惯的人总体来说要较长寿，其实就是这种呼吸方法的结果。因为交谈时不是深呼吸，而是轻微腹式呼吸的连续，所以其对健康的好处要比普通的呼吸好处大很多。

三“严”良语

愉快交谈的善后工作

不过，想利用交谈消除紧张的人，应掌握好分寸，如果交谈时间过长，反而会效果不佳，会使喉咙受伤，引起不适感。这时、不要忘记用凉开水漱口，清洁喉咙。漱口时不用杀菌剂或盐水，凉开水最合适。使凉开水到达喉咙深处，并伸长舌头漱口，这可以说是漱口的诀窍。

避免情绪刺激六招

虽然原发性高血压病因尚未明确，但特异性性格（如A型性格特征)、精神因素都对本病的发生与发展起着相当大的影响。愤怒、焦虑、恐惧会引起机体一系列的植物神经紊乱，血管收缩，外周阻力增加，心博出量增加，血压升高。如果长期处于激烈紧张状态，这种改变就固定下来，成为不可逆的病理现象。只要注意一下我们周围的高血压患者，就会发现他们中间的许多人平时急躁易怒，或者常常忧虑烦恼。高血压患者在激动、愤怒之下，血压会急剧上升。

所以，情绪刺激是诱发和加重高血压病情的重要因素之一，因此要尽量避免。但生活中刺激也不是想避就避得了的，人们所能做的也只是更好地应付。我们提出以下可以注意的几个方面，希望患者朋友认真对待。

1. 增强自我控制能力。自控能力较强的人，通常能精神专一，能发挥自己的主观能动性，不为情绪刺激所干扰。

要克服动不动就发火的暴躁情绪，养成大度、遇事冷静的习惯。俗语说“人逢喜事精神爽”，但在喜事来临之时，不可过度兴奋，否则会乐极生悲。由于生活的复杂性，磕磕碰碰的事是随时都会碰到的。古谚云：“不如意事常八九，能与人言无二三。”说明人生不如意的事要远多于如意之事。

因此，在遇到不如意的事时，除了原则问题不能迁就外，一般的事，该忍让的要忍让，该谅解的要谅解。心胸要开阔、豁达，才能经常保持心境平和，情绪安定，轻松愉快，才有利健康。

2. 尽量避免各种情绪刺激。高血压病患者要避免生气、着急，若能减少情绪的波动，则对保持血压相对稳定，减少并发症的发生具有重要意义。家庭成员、亲朋好友对高血压患者的精神安慰，体贴照顾是非常重要的，不仅避免了社会、家庭对高血压患者的不良情绪刺激，而且能使患者保持良好的精神状态。在工作生活中，当某个问题一下不能解决时，应暂时搁置一边，出外散散步，听听音乐，或干点别的事情，调剂一下精神状态，让大脑休息一下。

3. 培养读书、吟诗、弹琴、书法、绘画、养花鸟鱼虫、钓鱼等

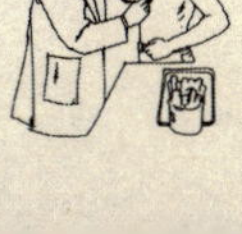

个人爱好，这些爱好既能充实生活，又能陶冶情操，开阔胸怀，使人心情舒畅。

4. 不看情节紧张的小说，不看场面惊险、情节紧张的打斗片、警匪片、恐怖片及同样内容的电视剧，不进行热烈交谈，不思考难题，在麻将桌上“战斗”时要有所节制，不要过于激动，以防乐极生悲。

5. 不参加赌博活动，不参加富于竞争性的活动。

6. 避免与人争吵。

【专家出诊】

Q：为何高血压病患者不宜炒股票？

A：“炒股票，玩的就是心跳。”这话是有道理的。炒股者或赚或赔，精神都高度紧张。赚了，喜形于色；赔了，悲怒交加，其心里很难进入正常状态之中。

在股民大军中，老年人并不鲜见。但是，从保健养生的角度看，老年人是不宜炒股票的，尤其是患有高血压的老年人更不宜炒股。股市专家坦言：炒股风险大，赚者少，赔者多。赔赚不说，老年人炒股，必然要应付十分快的生活节奏，每天都要盯着行情，这对老年人的健康就很不利。

据报载，一炒股老人因股价暴跌，难以承受巨大的精神打击，突发心脏病猝死。因此，奉劝老年人，最好不要炒股。

宜唱卡拉 OK

关于快乐地唱歌如何对健康产生好的影响，爱好卡拉 OK 的人是最了解的。唱歌时从腹部发声非常重要，而且基本是腹式呼吸。吸入的许多新鲜氧气到达身体各个角落，使全身各脏器功能变得活跃。

因为腹式呼吸是一种使腹部膨胀的呼吸法，所以对胃肠特别有效，胃肠功能活跃，就会产生食欲，不胀气，又能有效治疗便秘。不仅如此，慢慢地长时间呼气的腹式呼吸还具有降低血压的效果。根据临床报告，特别是由紧张引起的血压升高，利用腹式呼吸法，能使血压降低20毫米汞柱。

而且，唱卡拉OK正好相当于步行的运动量，如果有效利用，能取得与高血压病患者的运动疗法相同的效果。唱歌时血压多少会升高，但之后会有血压一下子降很多的效果，实践证明对高压、低压都有所降低。不过，唱卡拉OK作为一种疗法，一个月只唱1～2次是不够的，而要多唱。如果每次唱的时间短，若每天都坚持唱也会取得很好的效果。这些效果都是腹式呼吸的结果。

同样是唱卡拉OK，只是嘴动的所谓偶像式唱法及大声吼的唱法对降压效果很微小。只有好好练习基础的腹式呼吸发声法，才能取得良好效果。此外，愉快地唱卡拉OK是最好的。自已被强迫带去勉强地唱卡拉OK，只会积聚紧张，这样压力过大，就会产生相反效果。一个人独占麦克风唱个不停也不好。唱1～2首歌稍微休息一下，这既是唱卡拉OK的礼仪，也是不破坏嗓子的诀窍。并且，唱完歌请用凉开水漱口。

❖特别关注❖

娱乐宜选择环境

现在，卡拉OK等已是人们普遍的娱乐活动，特别是节日期间，许多人通宵或长时间地唱卡拉OK、跳舞。此时，有的人就会出现头昏、头痛、眼花、记忆力减退、肢体麻木等症状。这说明嘈杂的娱乐环境会使人体免疫功能下降，平衡失调，乐极伤身。经常处在烟雾缭绕、空气污浊的娱乐场所，还容易引起呼吸系统的疾病。平时

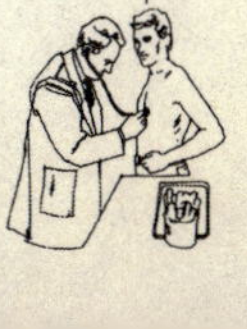

有高血压病、动脉硬化等疾病的患者，在这样的环境中玩乐易促使血压升高，甚至发生猝死。对于出游娱乐的老年人，当面对景点中惊险刺激的娱乐设施时，千万要慎重而行，切莫跟自己较真，去做危险性的尝试。

多欣赏小品相声

俗话说："笑一笑，十年少。"笑是人们心理和生理健康的标志之一。科学研究表明，情绪是脑的一种化学表现。简单地说，情绪不好，诸如易怒、焦虑等会把有害的物质带给肌肉、神经和其他组织。

通过欣赏相声小品，可以使人神情愉悦，心理放松，因为相声小品的"说、学、逗、唱"，能够使人发笑，而笑能调整人的心理活动，能消除诸如苦闷、气恼等各种不良情绪，还能增添生活的色彩，增加家庭欢乐的气氛。

同时，观赏小品相声的发笑，也是自我保健的一剂良药。因为笑能促使人体的隔膜、腹部、心脏、胸部和肝脏等器官进行运动，达到清除呼吸系统中的异物、刺激肠胃、加速血液循环、提高心跳频率的作用；笑能产生良好的心理和精神作用，能改善紧张、厌烦、内疚等消极情绪；笑还能促进肾上腺素等某些激素的分泌，对机体产生有益的影响。

所以，建议人们多欣赏一些小品相声，尤其是对老年朋友，这样不但可以保持笑口常开，对高血压病患者来说，也有一定的保健治疗作用。不过笑也应该有节制，嬉笑过度则对人体健康不利。

三"严"良语

高血压病患者的娱乐疗法并不是越久越好，而是要把握娱乐的度。患者在采用欣赏相声小品娱乐疗法时，要控制好时间，每天1～2次，每次30～40分钟为宜，老弱多病的高血压病患者宜慎重选择娱乐曲目。

书画疗法

书画疗法是高血压病患者心理疗法的一种。书画疗法是指通过练习、欣赏书法、绘画来达到治病养生目的的一种自然疗法。从生理活动方面来看，习书作画时姿式端正、两肩平齐、胸张背直、两脚平放，此时精力集中，宠辱不惊，心正气和，灵活自若地运用手、腕、肘、臂，调动全身的气和力，使全身血气通融，体内各部分机能得到调整，使大脑神经兴奋和抑制得到平衡，促进血液循环和新陈代谢，能使全身肌肉保待舒适状态。

欣赏书画也是一种高雅的艺术享受，从书画艺术中能汲取精神食粮，陶冶自己的性情，排除忧伤和烦恼，提高审美能力和艺术素养，达到调节神经、消除疲劳和七情劳损的目的。以上这些对调节高血压病患者的心理状态有一定作用。

书画疗法的降压作用主要与书画疗法可以调节情绪、疏肝理气、平肝潜阳有密切关系。当人们挥毫之时或潜心欣赏书画时，杂念逐渐排除，因而可以使郁结的肝气得以疏解，上亢的肝阳得以下降，上升的血压得以降低。有人将经常练习书画的高血压病者与初学书画的高血压病者进行比较观察，结果两组血压均有不同程度的下降，但经常练习书画者的降压程度明显优于初学书画者。

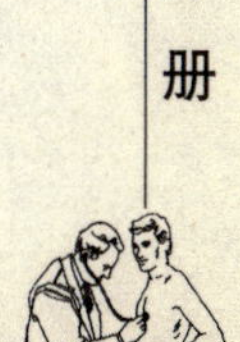

【专家出诊】

Q：高血压病患者进行书画疗法有没有禁忌症？

A：高血压病患者进行书画练习没有严格的禁忌症，只需注意每次练习书画的时间不宜过长，以30～60分钟为宜，不宜操之过急。绘画时要注意自己的心情，若情绪不良时不必勉强，劳累之时或病后体虚，不必强打精神。本已气虚，再耗气伤身，会加重身体负担，不易恢复。饭后不宜立即写字作画，饭后伏案会使食物坠滞胃肠，不利于食物的消化吸收。

色彩疗法

生活环境的色彩同人的健康有着密切的关系。高血压病患者可以通过色彩疗法降低血压。色彩疗法主要是运用彩光照明、涂刷彩色墙壁和顶棚、布置色彩环境和彩色光直接照射等进行心理治疗。

在日常生活中创造一个科学的、适宜的色彩环境，不仅有益于人的身心健康，而且是许多慢性疾病治疗的一个重要措施。色彩疗法的治疗过程其实很简单，具体就是在选择居室的色彩时，要结合自己的职业和爱好，创造有益于身心健康的环境。色彩对人体健康和防治疾病的巨大作用，已为越来越多的实践所证实，也正被越来越多的人们所喜爱和采用。

红色能刺激和兴奋神经系统，增加肾上腺分泌和促进血液循环，使人兴奋、暴躁，甚至心率加快和血压升高。接触红色过多会使人产生焦虑情绪。

黄色能促进消化，改善神经和内分泌系统，但金黄色却易造成不稳定的情绪。

蓝色能使人产生凉爽、轻快的感觉，进而使人平静、放松，并有助于减缓脉率和呼吸，降低血压，对发热患者有退热作用。

绿色不但有助于消化，而且能起到镇静和松弛神经的作用。自然界的绿色还能帮助人消除疲劳和安定情绪。

紫色能维持体内钾的平衡，促进机体放松，特别是可使妊娠妇女情绪安定。

白色能使患者心情舒适和镇静，有助于人体健康。

青色使人产生亲切、朴实、舒适、客观、柔和的感觉。

❖特别关注❖

高血压病患者色彩的选择

不论色调的冷暖，浅淡柔和的色调能给人以宁静、和谐和舒适的感觉。颜色过多或杂乱无章，往往会导致人们过度兴奋、烦躁，易引起人与人之间的争执与吵闹。另一方面，此彩色环境又能够陶冶人的情操。具体到高血压病患者，建议采用蓝色色彩治疗，因为蓝色能使人产生凉爽、轻快的感觉，进而使人平静、放松，有助于减缓脉率和呼吸，降低血压，对发热患者有退热作用。

旋律疗法

音乐的旋律不仅能够表达人们的思想感情，陶冶人们的情趣，还能够丰富人们的生活。轻松、欢快的音乐能促使人体分泌一些有益于健康的激素、酶、乙酰胆碱等活性物质。音乐可以调节人体的神经功能，使你心情舒畅，从而调节血流量和兴奋神经细胞。

由于音响有自己的振动频率、节奏和强度，如果在传入人体之

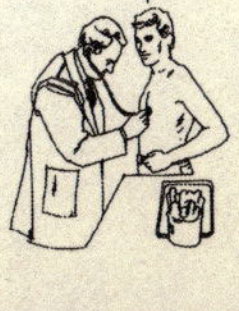

后，与机体内相应的振动频率和生理节奏相配合，就能引起极大的反应，这种反应称为共鸣反应。它能激发人体内所储存的潜能。

音响还能直接影响到大脑边缘系统和脑干网状结构，而大脑边缘系统和脑干网状结构对调节人体内脏及躯体功能起重要作用。因此，乐曲的节奏、旋律、速度、谐调等不同，就可表现出降压、镇静、镇痛作用和情绪调节作用等不同的效果。以下介绍高血压病的音乐处方和治疗方式：

1. 高血压音乐处方

高血压虽然临床症状各异，但都以上实下虚为主。上实指的是肝火上扰，气血逆冲于上，下虚为肾水不足，水不涵木致使肝阳偏盛。

音乐使病人身心放松，有利于缓解机体紧张状态，缓解人体对外界不良刺激的反应，促进气血运行和人体内部机能的调整，改善大脑皮层功能，发挥调整身心活动的主导作用，恢复机体的阴阳平衡。

肝阳上亢的病人，应以平肝潜阳为宜。“潜阳”，在乐疗中体现在选择放松，镇静、平和的乐曲，或者是那些可能引起病人产生痛苦、恐惧体验、难以抑制自身情绪的乐曲。《春江花月夜》在降血压方面作用明显。

肝阳上亢型高血压患者血压升高的原因很可能与P物质和心钠素的下降有关。以平和的乐曲为主，同时要求思想入静、身体放松，锻炼6~8周后，患者不仅血压下降，而且P物质和心钠素也升高。

高血压病患者应该按五行选乐原理，平时宜用羽调式乐曲为宜。这里推荐的经典曲目有：《秋日秋雨》、《海边天空》、《罗密欧与珠丽叶》、《我只在乎你》、《潇潇湘水云》、《汉宫秋月》。

2. 音乐疗法方式

音乐治疗每日1~2次，每次30分钟，30次为一疗程。音量控制不超过70分贝；乐疗过程中保持情绪稳定，一般先休息5~10分钟后再行乐疗。思想集中，效果则好。平时生活要有规律。乐疗前后用血压计测量血压。

三“严”良语

从临床上看，适当的音乐，尤其是放松性音乐用于治疗原发性高血压病是极有价值的。观察无严重合并症的Ⅰ、Ⅱ期原发性高血压患者，听音乐治疗中不服用降压药，可见到听放松音乐后患者收缩压、舒张压均明显下降。

赏花疗法

高血压病患者可以采用赏花疗法降低血压。赏花疗法是通过欣赏花卉、闻花香来达到治病养生目的的一种自然疗法。那迷人的绿色和花香，千姿百态、五彩缤纷的花卉色彩，可以调节人的情绪，解除紧张、疲劳、郁闷，给人带来心情的喜悦和情绪的升华，有利于自主神经功能的改善，是保持良好情绪的好办法。高血压病患者坚持每天去花圃赏花，可以在不知不觉中克服急躁情绪，消除心理紊乱，保持良好的情绪，有助于稳定或降低血压，消除心烦急躁，促进睡眠，缓解头晕、头痛等症状。

不同种类的花卉可散发出不同的香气，花卉的芳香令人头脑清醒，心情舒畅，情绪放松。花卉中含有能净化空气又能杀菌的芳香油，挥发性的芳香分子与人们的嗅觉细胞接触后，会产生不同的化学反应，使人产生“沁人心脾”的感觉，能唤起人们美好的记忆和联想，有助于调和血脉，消除神经系统的紧张和身心疲劳，调整脏腑功能，降低血压。

据测试，经常置身于优美、芬芳、静谧的花木丛中，可使人的皮肤温度降低1℃～2℃，脉搏平均每分钟减慢4～8次，呼吸慢而均匀，血流缓慢，心脏负担减轻，血压也有不同程度的下降。同时人的嗅觉、听觉和思维活动的敏感性也增强。

赏花疗法方法简单，可在花木丛中欣赏青绿植物和花卉。也可在花圃中散步静坐，一般每次15～30分钟，每日1～2次。不过，对花粉过敏者不可采用赏花疗法。赏花疗法与其他治疗方法配合应用，可以提高治疗效果。

踏青竹疗法

脚又被称为“第二心脏”，为了提高“第二心脏”的机能，我们平时就需要充分活动脚部肌肉，这里提出一种踏青竹的方法。我们知道，降低血压最重要的是使全身血液循环通畅。在我们体内循环的血液通过心脏的“水泵作用”流动至距离心脏比较远的脚部，如果“水泵”的作用达不到脚部，就容易形成血流不畅。

脚本身也具备改善血液循环的功能。脚底的失眠、降压点两穴具有降压的作用，因此踏青竹有时会产生运动与刺激穴位一举两得的作用。失眠穴位于脚后跟中央，常用于治疗水肿，而且有利尿作用。刺激此穴，会使排尿顺畅，高血压病的大敌——盐分随尿排出体外。要想有效地刺激失眠穴，把脚后跟放在青竹的顶点部分，像踏步一样有节奏地踏在青竹上。早晚各一次，每次10分钟。

降压点位于大脚趾根部，就像它的名称一样，这是个降低血压的很有名的穴位。把大脚趾搭在青竹的端角上，有节奏地按压，每只脚1～2分钟，早晚各一次。高压高的人失眠穴很硬，低压高的人降压点穴很硬，所以要重点刺激很硬的部分，这样效果会更好。另外，早晨的踏青竹是为了稳定这一天的血压，晚上睡前的踏青竹是为了降低白天的血压，所以最好早晚都要坚持做下去。

【专家出诊】

Q：为什么高血压病患者采用踏青竹可以降压？

A：中医认为，脚底的穴位很多，刺激脚底的穴位可以治疗高血压病。敲打脚底，会刺激脚底血管的扩张，有利于循环和消除积血。这样，血管就会顺利流回到心脏，从而降低血压。

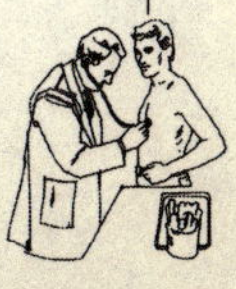

护理学问　日常养护方方面面谈

高血压患者的出院护理也是一门学问，护理不仅能减少高血压复发次数，促进身体康复，而且对患者提高生活质量具有极其重要的意义。

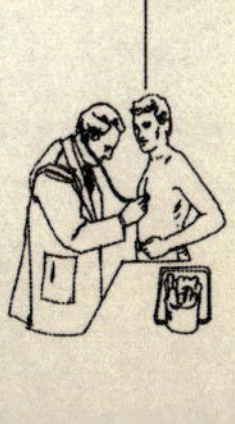

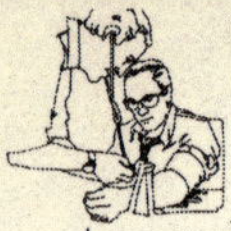

高血压病家庭护理原则

高血压病的家庭护理和药膳疗养、运动锻炼一样，也是有许多讲究的，这里重点列举高血压病的家庭护理原则：

1. 了解高血压病的知识，合理安排生活，注意劳逸结合，定期测定血压。

2. 高血压需坚持长期规则治疗和保健护理，保持血压接近正常水平，防止对心脏器官的进一步损害。不要随意添加或停用药物。

3. 提高社会适应能力，维持心理平衡，避免各种不良刺激的影响。

4. 注意饮食控制与调节。减少钠盐、动物脂肪的摄入，忌烟、酒。

5. 保持大便通畅，必要时服用缓泻剂。

6. 适当参与运动，以不引起心慌、脉搏明显增快为宜。

7. 定期随访，血压持续升高或出现头晕、头痛、恶心等症状时，应及时就医。

三"严"良语

高血压患者群大都采取家庭治疗的方法，这种方法虽然方便，但实际治疗过程中却存在不少误区，必须加以重视。常见的六个治疗误区是：

1. 以自我感觉来估计血压的高低。

2. 血压一降，立即停止服药。

3. 采用传统的服药方法，每日三次。

4. 血压降得越低越好。

5. 没有根据自己的具体情况，一味要求血压降到正常水平。

6. 单纯依赖降压药，而不作任何综合治疗。

就诊前，宜做深呼吸

高血压病是临床发病率较高的疾病之一，但是，去医院检查的患者并非全是高血压病患者。你知道吗？原因很简单，因为患者就诊时，很容易出现前面提过的“白大褂”现象（因就诊时精神高度紧张，血压升高的现象），不过，可以通过一些方式进行消除。

到医院就诊时，在医生测量血压之前，应先做深呼吸，缓缓地重复几次，让心情尽量放松，这时血压往往就会迅速下降。做深呼吸时，闭上眼睛，头和肩、手和脚都要彻底放松，身体尽量放松，缓缓地做深呼吸，这是一个防止“假性高血压”的有效方式。

如果身体用力或撅起嘴唇吐气，再加上想问题时，血压不但不会下降，反而还会迅速上升。若能做好深呼吸，那么不可思议的事情就会发生了，血压将会大大降低，下降 30 ~ 40 毫米汞柱都十分常见。

❖特别关注❖

深呼吸，消除“白大褂”现象

服药、饮食等单纯的方法都不能像深呼吸这样瞬间便能降低血压。很多人想马上尝试这种方法，这也是人之常情。深呼吸法很安全，而且没有副作用，大家不妨耐下心来试试看。

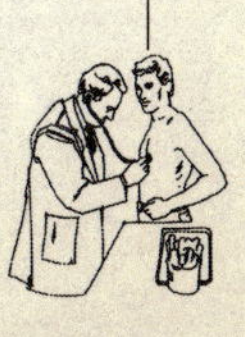

定期测血压

目前许多家庭都自备有血压计，这样可以方便自己或家人随时测量血压。通过随时的自测血压，患者能及时发现血压的波动状态，充分了解自己血压的变化。但是你知道吗？选择合适的时间，采取正确的测量方式十分重要。

自测血压益处多

到医院测的血压属于单次偶测血压，不能真实地反映患者的真实血压水平。家中自测能起到补充临床资料的作用，帮助医生及时调整用药种类、剂量及服药时间，决定是否需联合用药来控制血压等。同时，家庭测出的血压值常低于医院的血压测量值，与动态血压值更接近。

家中自测血压，除了能适时掌握血压异常波动情况外，还能增进医患之间的合作，稳定患者情绪，让他们更积极地参与治疗，并且有助于克服因心理紧张而引起的血压上升。

测血压也有规律可循

在家里自测血压方便有益，那么如何测血压，怎么测，才能达到最好的效果呢？

是否任何时间段测的血压值都一样，是否需要不间断地测量血压？通常认为，人的血压值有高有低，大多数人在白天有两个相对的血压高峰期，即晨起6～8时及傍晚6～8时。这两个时间段测血压，就可以大致了解一天中的血压最高点，对了解血压状态及药效作用有积极意义。

降血压药物大致分为短效、中效、长效药物，因此选择测血压的时间与服药的时间也有一定的关联。清晨醒后测量血压，能够大体上反映出患者所服降压药物的效果以及夜间睡眠时的血压状况；

服完降压药物之后的2~6小时测血压，因为短效降压制剂通常在服药后的2小时达到最大程度的降压效果，中效及长效降压制剂的降压高峰分别在服药以后的2~4时、3~6小时，此时测量血压效果较佳，这时测量的结果所反映的情况也最真实。

除此之外，在家中测量血压并没有次数的限制，也不强调数值的十分精确，关键在于规律地测量血压，并要长期坚持。不过，患者在刚开始服用降压药或更换药物种类时，除了在以上时段监测血压之外，还可以每隔几小时测量1次，以确认降压效果及血压的波动情况等。

【专家出诊】

Q：哪些人群更应该经常测血压？

A：据统计，40岁以上高血压病发病率比40岁以下者高3倍。有以下情况的人更要经常测血压。

（1）有高血压病家族史者。

（2）每天食盐量超过10克以上者。

（3）超过标准体重20%者。

（4）有吸烟史，每天吸20支以上，超过一年者。

（5）经常饮高度白酒，每天100克以上者。

（6）经常接触噪声、镉等有害因素者。

（7）连续服避孕药物一年以上者。

这些人更要做到定期检查血压。如果早期发现自己患有高血压病，最好的办法就是定期检查身体和测量血压，每年至少4次。

常见危险现象

高血压病患者由于某些诱因，可能引起短期内血压急剧上升，

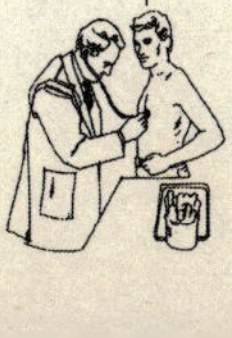

出现一系列危险表现，在短时间内发生不可逆转的生命器官损害。高血压危象可发生于任何类型的高血压中。

1. 高血压病常见的诱发因素

（1）寒冷刺激。

（2）气候变化。

（3）情绪激动。

（4）精神创伤。

（5）过度疲劳。

（6）突然停用降压药物。

在这些因素的作用或刺激下，全身小血管像突然抽筋一样地缩在一起，血液流通受到阻力，使血管的外周阻力突然增高，从而促使血压急剧升高，导致高血压危象。

2. 高血压病危象的临床特点

（1）血压突然升高，一般以高压升高为主，大多超过200毫米汞柱，严重者低压亦高，大多超过130毫米汞柱。

（2）心率增快，有时可达110次/分以上。

（3）异常兴奋、发热、出汗、口干、皮肤潮红、手足发抖，甚则剧烈头痛、眩晕、耳鸣、恶心、呕吐、神志变化、气急、心悸、视物模糊或暂时失明、腹痛、尿频、少尿或排尿困难等。

（4）面色苍白，皮肤出现红斑，烦躁不安或精神萎靡。

（5）重症者又出现神志改变、恶心呕吐、腹部绞痛、呼吸困难、抽搐、昏迷、心绞痛、心肌梗死、心力衰竭、肾功能衰竭、中风等严重后果。

上述症状一般持续时间较短，恢复迅速，但易复发。多数人在及时采取了有效措施后，症状可缓解，异常体征可消失。

【专家出诊】

Q：为什么高血压病患者在上午要加强护理？

A：高血压急性心肌梗塞和心脏猝死可以由冠状动脉内血栓形成或急性心肌缺血所造成，这些意外大多发生在上午，原因可能与下述几个因素有关：

1. 血小板聚集率在上午6～9时最高，在此时间内易发生聚集而导致血栓形成。

2. 早晨血压升高，在上午8～9时达到血压的第一高峰，同时肾上腺激素、皮质醇浓度也升高，血中组织型纤溶酶原激活物的活性降低，这些因素均可导致冠状动脉收缩，动脉粥样硬化斑块破裂，原来非阻塞性斑块迅速变为冠状动脉血栓形成，就会出现急性冠状动脉闭塞，从而使心肌供血急剧下降。

3. 上午血压的升高及同时伴有的心率增加，也可使心肌需氧量增加，引起心肌缺血。

4. 研究表明，伴有ST段下降的短暂性心肌缺血，以及室性心律失常也多在上午发生。

以上这些因素都表明，上午高血压心脏病意外的发生率高，这可能是与上午易发生心肌缺血和室性心律失常有关，所以这里提醒广大患者朋友，上午时分一定要多加护理。

9个危险时刻要警惕

高血压病患者，通常有以下9个需要特别注意的危险时刻：

1. 气温骤降时

因为高血压病患者以老年人居多，这些患者对环境、温度变化

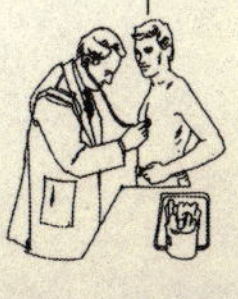

的适应性比较差。当患者遇到寒冷或刺激时，体内肾上腺分泌突然增强，而肾上腺素增多会使血管收缩，从而引起血压的显著上升。

在临床上，每当寒流过境、天气降温之时，便是脑溢血的多发之时。因此患者在冬春季节，一定要做好防寒保暖工作，防止意外的发生。

2. 贪烟嗜酒时

研究发现，不定期的大量吸烟与饮酒是导致中风的重要原因之一，因为烟酒可直接刺激人体的中枢神经，使心率加快、血压上升，这对患有高血压病、动脉粥样硬化的人来说是极为不利的。

3. 极度兴奋时

心理医学研究表明，人在愤怒、悲伤、恐惧或大喜时，可使血压骤然升高，心脏加速跳动，从而诱发心脑血管疾病的突发。因此高血压病患者首先要避免生气、着急，而且要限制观看那些场面惊险、情节紧张的打斗片、警匪片、恐怖片，避免过于激动，以防乐极生悲。

4. 清晨6~9时

清晨人刚醒来，体内的元气尚未完全恢复，人体的血压、体温也相对较低，血流缓慢，此时体内水分缺乏，从而使人体血液浓缩、黏滞性增强，因而易形成血栓，容易引发出血性脑中风。因此，老年人在睡前和晨起后若能适当地喝些开水、牛奶，对预防脑血栓形成十分有益。

5. 餐后1小时

医学专家测定，不合理的饮食活动也会使血压产生显著的波动，尤其是对于那些患有心血管疾病的老年人来说，血压下降幅度更可达20.5~30毫米汞柱，从而导致血流减缓、血管瘀血，进而诱发血栓形成或发生心绞痛、心肌梗塞等。因此高血压病患者切忌暴饮暴食，饭后也不要立刻做活动量大的运动，以免突发意外。

6. **屏气排便时**

下蹲排便时，由于腹压加大，可使血压升高，特别是在便秘时屏气用力排便，可能导致全身肌肉和血管收缩，致使较多的血液充盈颅内血管。此时静脉回流稍有受阻，颅内血管压力随时剧增，很容易导致脑溢血发生。

7. **洗澡沐浴时**

在洗澡或沐浴时，患者发生心脑血管疾病的意外事件较多，这主要是因为老年人体质较弱，体温调节和血管舒缩功能变差，在遇到热水或冷水的刺激时，血管便开始发生波动。同时，老年人在洗热水浴时水温不能过高，洗浴时间也不易过长，以免发生虚脱。

8. **性生活时**

患者在性生活过程中，由于情绪的亢奋、心跳的加速，可使血压骤升。所以，有心血管病史者更要格外注意，一旦发现身体不适，就要立即中止性生活，并采取相应的预防措施，防止发生意外。

9. **不及时服药时**

当患者被查出患高血压病时，如果不及时进行治疗，就会缩短动脉粥样硬化的过程。在心脏疾病方面，会发生心肌肥厚、心功能不全、心肌梗塞；在脑部也会发生脑卒中、脑栓塞、脑出血等病症。所以自己得了高血压病不要以为没有任何不适症状，就可以不服药，甚至不治疗。

❖ 特别关注 ❖

危象是高血压过程中的一种严重症状，病情凶险，特别是并发高血压脑病、急性心力衰竭或急性肾功能衰竭时，须及时采取有效措施，否则，可导致死亡。当高血压患者出现危象症状后要立即卧床休息，并服用心痛定、降压乐、利血平等快速降压药及安定。严禁服用氨茶碱、麻黄素等兴奋剂或血管扩张剂。同时呼叫救护车，

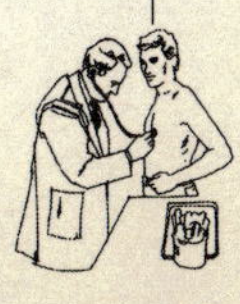

尽快送附近医院进行系统治疗。

突然发病的护理措施

如果家庭中的高血压病患者突然发病，家里的其他成员需要立即做出初步判断，并要做些相应的护理和救助措施，这是十分重要的事情。

1. 当患者血压突然升高，且伴有恶心、呕吐、剧烈头痛，甚至视物模糊时，表明这时候患者已经出现高血压脑病。

遇到这种情况时，患者家属要安慰患者不要紧张，需要卧床休息。如果家中备有降压药，可立刻服用，还可以另外加服利尿剂、镇静剂等药品。若经过上述处理，病人症状仍不见缓解，就要尽早护送病人到附近医院急诊治疗。

2. 发生心绞痛，急性心力衰竭甚至心肌梗塞时，患者多在劳累或兴奋后出现很剧烈的心前区疼痛、胸闷，并会辐射至颈部、左肩背或上肢，病情严重者会面色苍白，出冷汗。

遇到上述情况时，应叫患者安静休息，然后给患者舌下含服一片硝酸甘油，或打开一支亚硝酸异戊酯吸入。家中如果有氧气袋时，同时使患者吸入适量氧气。这样护理症状还不见减轻时，应迅速通知急救中心或备车前往医院。

3. 当患者突然发生心悸气短，呈端坐呼吸状态时，口唇发绀，并伴有咯粉红泡沫样痰时，就要考虑有急性左心衰竭。

遇到这种情况，家属应嘱咐患者双腿下垂，采取坐位姿势，给患者吸入氧气，并要迅速通知急救中心。

三"严"良语

高血压患者在发病时，会伴有脑血管意外。若患者突然出现剧烈头痛，伴有呕吐，甚至意识障碍和肢体瘫痪，此时要让患者平卧，头偏向一侧，以免意识障碍伴有剧烈呕吐时，呕吐物吸入气道。然后通知急救中心。

防治失眠，降压又平安

如同吃饭一样，睡眠也是生命的必需程序之一，是身体健康所不可缺少的。失眠是因为大脑皮层的抑制功能减弱，或兴奋过程增强所造成的一种症状。常见的失眠现象主要表现为：上床后经久不能入睡，睡得很浅，易于入睡，但很早就醒，不易再睡，这种情况多见于血压较高的患者。

研究发现，引起失眠的原因有很多，归纳起来主要有以下几个方面：

1. 环境因素。如噪音，强光刺激，睡眠习惯改变等。

2. 精神因素。如强烈的精神创伤，思虑过度，紧张不安等。

3. 体内因素。如睡前吃得过饱，喝了浓茶，以及某些原因引起的疼痛、咳嗽、瘆痒、气急、夜尿增多等。

4. 药物因素。许多药物可引起失眠，例如咖啡因、氨茶碱、麻黄素、肾上腺素、心得安等。

失眠久了即为失眠症。失眠是神经衰弱的常见症状，但有失眠症状者不一定是神经衰弱。

高血压病患者由于大脑皮层生理功能紊乱，往往睡眠质量不佳，为了保证睡眠时间及睡眠质量，睡眠时还应注意以下事项：

1. 晚餐宜进食清淡、易消化的食物，进食不可过多、过饱，避免饮酒过量，以免引起腹部饱胀不适，影响睡眠。

2. 入睡前，不要看书看报时间过长，更不要看情节紧张或使人激动、兴奋的读物、电视和电影。

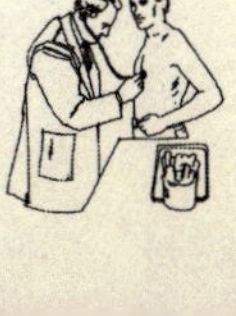

3. 临睡前，可以用温水泡脚，有助于睡眠。

4. 午睡时间不宜过长，否则会影响夜间的睡眠。

5. 每日睡眠时间的长短应因人而异，以醒后疲劳感消失，周身舒适，精力充沛，头脑清醒，能很好地工作和学习为准。

❖特别关注❖

对于睡眠与失眠要有正确的认识

首先不要让失眠成为思想负担，不要焦虑不安，要有能治愈的信心，并要找出引起失眠的原因，加以消除。睡眠前洗个热水澡，喝杯热牛奶，有助于防止失眠。失眠对高血压病患者的影响较大，如夜里睡眠不好，次日血压一定会升高，所以高血压病患者要保证睡眠。必要时可加服镇静及安眠药，以使血压维持在正常范围内，这是十分必要的。

刺激手背两侧，降压又护理

临床试验发现，按摩手背两侧，刺激手背两侧的以合谷和后溪两穴为中心的部位，可以有效地降压。

合谷穴位于手背大拇指与食指指骨的交汇处。血压高的人合谷穴脉络跳动很强。这里是食指延伸出来的“大肠经”经络的通道。大肠经中还有人迎穴等有效治疗高血压病的穴位。人迎穴虽然位于喉结两侧，但也是大肠经的通道。以手上的合谷穴为中心，刺激食指指根到手腕这一区域，可以通过经络反射，达到与直接刺激人迎穴同样的效果。

由于血管紧张可造成血压升高，如果刺激后溪穴部位，将缓解颈部血管的紧张度。后溪穴位于从小指延伸出来的“小肠经”的经脉上。由于小肠经与颈外侧到脑后部这一区间相联通，所以一旦刺激以后溪穴为中心的小肠经通道，就可以达到缓解颈部肌肉紧张度的目的。

刺激穴位的强度以虽有疼痛之感，但感觉舒服为准，左右手交替各进行4～5分钟。如果只用一只手，会感觉很疲劳，所以一定要交替进行。左右手合计刺激10分钟左右之后，与刺激前相比，血压将会下降10～15毫米汞柱。如果不易做到同时刺激合谷、后溪两穴，分别进行也比较理想。

【专家出诊】

Q：后溪穴在身体的哪个部位？

A：寻找后溪穴很简单，握拳时，手侧面小指指尖所指的手掌横纹处便为后溪穴。此穴理想的刺激方法是，手背向上，用另一只手的大拇指按住合谷穴，中指按住后溪穴，这样夹住整只手，两穴一起按揉。不仅要刺激合谷、后溪两穴，还要刺激其周边部位。后溪穴可以用无名指，小指一起刺激，这样效果会更好。

容易遗忘的脚部护理

高血压病会逐渐侵蚀心脏、血管，并直接引起脑血栓、心肌梗死等致命疾病。因此，被确诊为高血压病之后，关键在于很好地控制住血压。

引起高血压病的原因很多，肥胖、精神压力、过多吸收盐分等。但是容易被人忽视的原因也有许多，下肢血流不畅便是其中之一。因为人体的脚远离心脏，所以容易形成血流不畅，引发心脑血管疾病。

如果脚部血液循环不好，为了把血从心脏输送到脚部，就要加大血液压力，结果导致血压上升。为了改善下肢血液循环，降低血压，就要使脚腕柔软。坐在椅子上，一腿搭在另一腿上，脚腕向外转动20次，两脚交替进行。接下来，按摩两脚的大脚趾。脚趾上有许多穴位有益于降低血压。握住大脚趾，一边转圈一边按揉，这样将会促进下肢的血液循环。

此外，患者还要注意脚部的卫生。选择鞋子时，一定要选穿上后仍有适当余地的鞋子，以免影响血液在脚部的循环。同时还要注意脚部的冷暖护理。

❖特别关注❖

足部按摩的穴位所在

足部按摩疗法是依据生物全息理论创立的一种方法。足部按摩疗法易记易学，因为反射区分布有一定的规律。我们把双脚并拢，在双脚上就有与全身几乎完全相应的投影。十趾为头，足跟为股，脚底为腹，脚面为胸，脊柱在足后背，左右脚底内侧正好依次是尾骨，鼻子在中央，两眼在第二、三趾，两耳在第四、五趾。人体为立体，各相应反射区也为立体，有大小、上下、深浅、左右之分。知道以上规律，便于依脏器之位置，准确寻找相应反射区之所在。

高血压病的家庭急救处理

多数高血压急症发生在医院外，如果高血压患者突然于家中发病，家里的其他成员应能做出初步的护理。发现后不要慌忙地急于送医院，一方面可以防止病情加重，另一方面又能防止途中发生意外。

1. **现场处理**

大多数高血压危症都属突然发生，可能在任何场合出现。一旦出现高血压危症千万不要惊慌失措，因为此时患者最需要的是少被搬动，故在没有适当搬运器械的情况下，不要急于往医院送，现在教你现场应急的措施。现场应急的措施主要包括：

首先，稳定患者的情绪。此时患者情绪容易害怕，导致病情加重，所以首先应稳定患者的情绪。

然后，舌下含服降压效力快的药物，常用的药物主要有：尼群地平 10 ~ 20 毫克或维拉帕米 40 ~ 80 毫克，压碎后舌下含服；也可用卡托普利 12. 5 ~ 25 毫克咬碎后舌下含服，一般 5 分钟后血压开始下降，半小时到 1 小时后出现最大的降压效果，并能维持疗效 3 ~ 6 小时。

2. **家庭一般应急处理**

卧床休息。

低盐饮食。每日钠摄入量限制在 500 毫克以下，多食富含钾之类的水果如橘子、梨。

稳定患者情绪。口服安定 2. 5 ~ 5 毫克，每日 3 次以达到镇静作用，避免情绪过于激动或紧张。

找出患者随身携带的降压药，舌下含服起效迅速的降压药。常用的有尼群地平 10 ~ 20 毫克或卡托普利 12. 5 ~ 25 毫克咬碎舌下含服。

出现心、脑、肾严重并发症时，要立即送患者往医院急救。

三“严”良语

过去 20 年，国内外将短效硝苯地平作为常用治疗高血压急症的方法之一。最近，一项来自美国的研究发现，短效硝苯地平药舌下含服的危险性，主要有血压骤降，周围血管扩张引起的盗血现象，

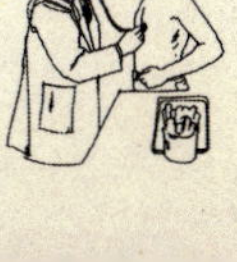

反射性心动过速，故在使用时要慎重。

夏季护理漫谈

夏天，气温升高，湿度增大，高血压病患者常常感到情绪烦躁、头昏脑涨，心里也觉得难受，有的患者还容易因“热”诱发脑血栓和冠心病、心绞痛、心肌梗死等心脏病。

那么，高血压病患者如何护理才能安然度过夏季呢？高血压病患者夏季护理需要注意如下五点：

1. 要经常补充水分

盛夏季节，高血压病患者容易发生心肌梗死、脑血管栓塞，而且发病的比例明显高于其他季节。由于夏天出汗多，血液易浓缩，致使血液黏稠度增加，在睡眠或安静等血流缓慢的条件下，就容易形成血栓。所以高血压病患者在夏季首先要重视补充足够的水分，即使感觉不太热时也要经常补水，特别是出汗多的情况下更应及时补充饮料。无糖尿病的患者可适当加大新鲜水果的摄入量，有糖尿病的患者，应以清茶或凉开水为主。

2. 饮食要清淡新鲜

夏季，人的消化道功能减退，食欲下降，水分丢失较多，所以高血压病患者饮食宜清淡，需要多吃绿豆汤、西瓜、水果及新鲜蔬菜，及时补充水分，要限制食盐的摄入量，最好控制在6克以下，以防止血液黏稠度升高。这不仅有利于降低血压，而且对预防其他的心脑血管病危险因素的出现也十分有益。

3. 要调整降压药物

人的血压是波动变化的，而且这种波动是时刻发生的。夏季气温高，人体外周小血管扩张，可出现暂时的血压下降，因此夏季是一年当中血压最低的季节。高血压病患者在夏天要经常测量血压，还要适当调整降压药物剂量，避免血压过低，诱发心脑血管疾病的发作，特别是要减少利尿剂及其含有利尿药成分的一些复合剂的使用。只有当患者血压控制不满意时或已发生高血压心力衰竭的患者，可适当间断服用利尿药。

4. **要保证充足睡眠**

熟睡是血压稳定的良药，任何人在睡觉时血压均会有所下降，高质量的睡眠是有益于降低血压。在夏季由于暑热，患者晚间入睡较晚，夜间睡眠质量下降，往往会出现夜间血压升高。如果睡眠不好，暑天易心情烦躁而导致血压升高，一天中血压可出现较大的波动。因此，患者一定要做好防暑降温工作，保证正常睡眠；在中午可适当休息，以补充夜间睡眠不足。

5. **要尽量远离空调**

随着空调的普及，几乎夏季都要使用空调过夏，单位里办公室都有空调，有的还是中央空调。在有空调的房间里，大热天里血压不但不降低，反而还可能升高。这些患者差不多整天在室温20多度的环境里生活、工作，相当于置身在春、秋季节，如果再减少降压药物的剂量，或服用降压效果偏轻的中药，血压怎么不高呢？所以有高血压病患者应远离空调，或者将室内温度控制在27℃～28℃左右，同时要调整好药物的剂量和品种，以平安度夏。

【专家出诊】

Q：高血压病患者夏季夜晚醒来，为何宜喝点水？

A：高血压病的患者容易在清晨发生中风和心脏病。有研究认为此与夜间缺水有关。所以，半夜醒来时适量喝点水，降低血液黏稠度，对预防血栓形成有益。夏季气候炎热，补充水分尤其重要。

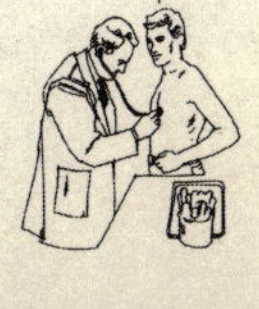

冬季自我综合护理

高血压病患者过冬季，也是需要特别护理的。冬天，由于天气寒冷，气温下降，血管就会收缩，而血管里面的血液并没有减少，此时血管壁所受的压力就要大一些，这就是冬天血压普遍比夏天要高的原因。

另外，由于冬天寒冷，人们会多吃一些食物来御寒，热量和脂肪的摄入增加，而户外活动减少，特别是北方人，口味比较重，吃的东西过咸，这些都有可能造成血压的升高。

因此每当寒流过境、气温骤降时，要注意及时添加衣服，避免严寒刺激。高血压病患者以老年人居多，他们对环境温度变化的适应性较差。当遇到寒冷刺激时，体内肾上腺分泌增强，而肾上腺素增多会使血管收缩引起血压明显上升，造成脑出血的发生。

这里给高血压患者平安过冬的护理措施：

1. **缓慢起身**

醒来时不要立刻离开被褥。宜躺在床上闭目养神数分钟，等头脑完全清醒，身体适应了“生物钟”节律的变化，在被褥中活动身体，若有可能，让家人将室内温度调暖和，以确保起床以后的血压平稳。

2. **限制食盐**

严格控制食盐摄入量，每天不超过6克。

3. **合理膳食**

在饮食上应当多吃一些热量高和营养丰富的食物，如瘦肉、鸡、鱼、乳类及豆制品，少吃油腻食物，戒烟限酒，并应保持大便通畅。

4. **坚持运动**

坚持体育锻炼，提高耐寒能力。

5. 按时服药

坚持服药，保持血压稳定。

6. 调节情绪

适当控制情绪，谨防过度疲劳。切忌狂喜暴怒、忧郁、悲伤、恐惧和受惊。

❖特别关注❖

日常起居防寒保暖的小窍门

1. 洗脸、刷牙要用温水。

2. 如厕时应穿着暖和。夜间如厕，为避免受寒，可在卧室内安置便器。

3. 外出时戴手套、帽子、围巾、大衣等，注意保暖。

4. 等汽车时可做原地踏步等小动作。

5. 在有暖气的地方可少穿些，离开时再加衣服。用干布拭擦皮肤以防寒。

6. 沐浴前先让浴室充满热气，等浴室温度上升后再入浴。

家庭药学 轻松降压用药百宝箱

高血压病患者的药物疗法是最基础的疗法，各种降压药物有各自的药理特点，临床上需要根据患者的具体情况和高血压分期及有无并发症、夹杂症、有无诱发冠心病的危险因素，合理而科学地选择用药，才能够起到预期的降压效果。

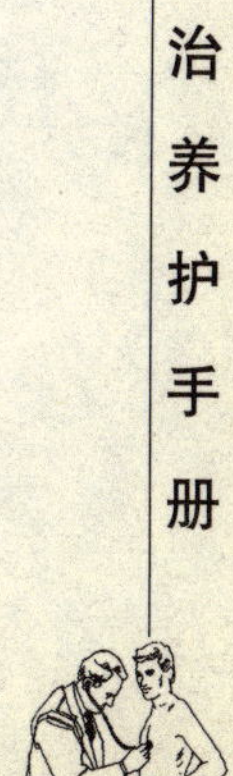

高血压患者的用药原则

高血压病的药物降压是最基本的疗法之一。研究发现，服用降压药物的高血压病患者比不服药的患者的寿命要长。大多数高血压病患者需长期服用维持量降压药，如无必要，不应突然停药或换药。对重度高血压病，可能一开始就需要联合使用两种降压药。总体上，高血压病患者在用药过程中，应坚持以下“五要三不要”的原则。

五要原则

1. 患者要根据自己不同的类型、分期和有无并发症等因素，由医生决定采用何种适宜的降压药物，切不可擅自滥用药物。

2. 对轻、中度高血压病患者，要选一种降压药，从小剂量开始逐渐增大剂量，逐步达到降压目的后，再逐渐改为维持量，以保持血压不再增高。

3. 病情较重的患者，需要联合应用几种降压药，这样可提高疗效，减少副作用的发生。

4. 在应用降压药过程中，要密切注意可能出现的各种不良反应，以便及时发现并加以纠正。

5. 在用药的过程中，还需要经常测量血压，要根据血压的变化情况而调整降压药物的剂量。

三不要原则

1. 不要凭自我感觉增加或减少降压药物的剂量，以免出事。有些自我感觉是不可靠的，如头晕，血压高时可以出现头晕，而血压低时，患者也会感到头晕。

2. 不要擅自更改药物的种类或剂量。

3. 不要轻信有些传言和虚假广告，切莫随意停用降压药而改用所谓的偏方、秘方或用保健品代替降压药，以免造成严重的后果。

❖特别关注❖

各种降压药物有其各自的药理学特点，临床上应根据患者的年龄、高血压程度和分期、有无并发症或夹杂症（如糖尿病、高血脂、心绞痛、心力衰竭、心肌梗死、心律失常、支气管和肺部病变等）及其他冠心病危险因素的存在与否，以及用药后的反应选择用药，才能得到满意的疗效。

怎样才能找到好的降压药

降压药物的“好”与“不好”除了肯定疗效以外，还有一个非常重要的问题，就是根据每个人的实际情况看能否承受。

首先，药物对人体有否明显的不良反应，这是涉及到能否坚持长期服用的基本保证。有些不良反应可以通过联合用药来消除，如有些钙拮抗剂会引起心跳加快，或脚肿，这时可加服小剂量的β-阻滞剂和利尿药来解除这些症状。也有些不良反应则无法消除，如中、短效的钙拮抗剂对一些人可引起面红、头痛，血管紧张素转换酶抑制剂在某些人中会发生咽痒、干咳，使人忍受不了。遇到这种情况，药物的降压疗效再好，也无法长期应用，对个人来说不能称之为“好药”。但对没有发生不良反应的人却是个“好药”。

还有就是个人的经济承受能力。络活喜好，七元一粒，科素亚也不错，八元一粒，每月要花费二百多元的降压费，对普通工薪阶层的高血压患者或是靠种田收人的农民是经济负担。在疗效差不多的基础上，选择能够长期接受的药，也能算是“好药”，这也是个体化治疗的一个方面。对个人来说，不论哪类降压药，不管是长效还是短效，不分新老，不分贵廉，只要能把血压降下来，又没有明显

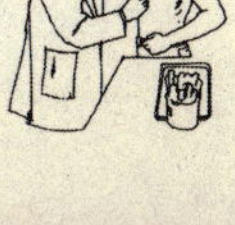

不良反应，就是“好药”。

【专家出诊】

Q：降压效果不好的原因是什么？

A：不少人反映，吃了许多药，血压还是降不下来，怎么办？让我们先分析一下降压治疗效果不理想可能的原因。

第一种可能是测量血压有偏差。

第二种可能是用药不当或者剂量不够。

第三种可能是存在某些使血压升高的负面因素，如情绪紧张、睡眠不好、吃得太咸等。

第四种为其他问题，如某些疾病引起了继发性高血压，或患者本身得的是顽固性高血压，不容易治好。要弄清这些，需进行全面的检查，或者请经验丰富的专家确诊。

高血压患者的阶梯用药法

近年来，世界卫生组织（WHO）推出了高血压患者的“阶梯用药法”，亦叫高血压分级治疗。

所谓“阶梯用药法”，就是在一般治疗的基础上，首先选用一种作用缓和且副作用小、经济方便的降压药，适当地降压。以后则根据疗效、副作用等情况而逐级增加药物联合应用，是相加性疗法。

具体方法如下：

第一级可以在利尿剂或β阻滞剂心得安中任选一种，大多数病人以单用利尿剂为合适，用药7～10天。若无效要加用第二阶段药物。

第二级在第一级治疗用药无效的基础上加用另一类药物，常采用利尿剂加β阻滞剂或甲基多巴或肼苯达嗪或心痛定。

第三级在第二级用药无效的基础上，加用第三类药物，如利尿剂、心得安加利血平或哌唑嗪或肼苯达嗪或甲巯丙脯酸。

目前认为，利尿剂加β阻滞剂，加血管扩张剂为中度以上高血压的标准治疗，符合目前人们对高血压的病理生理学及其药物治疗的药理学概念。能加强降压效果又能克服彼此降压方面的缺陷，具有协同性作用。第三级多用于严重的高血压，即选用几种药理作用不同的降压药合用，而且需选用强效药物，如胍乙啶、长压定，可乐宁等。在用药过程中要定时观察测量血压，以免降压过多过快而影响器官的供血或对心肾功能抑制。阶梯用药法，从第一级起始，每隔1~2周逐步升级。采用这种分级治疗，绝大多数病人的高血压可得到满意的控制。

❖特别关注❖

上了阶梯要下阶梯。当血压下降，并稳定半年后可逐渐减药、减量，以减少用药的不良反应。必须强调的是，高血压无论轻重均需坚持非药物治疗，即控制体重、增强运动、限制食盐、戒烟戒酒、改善膳食。使药物治疗、非药物治疗齐头并进，双管齐下，可望取得满意效果。

服药从小剂量开始

一般诊断高血压不能以一次血压为准，首次发现血压偏高后，应间隔1~2周测量，如果多次血压高于140/90毫米汞柱，就应考虑有高血压病。有条件的患者，最好能作一次24小时动态血压监

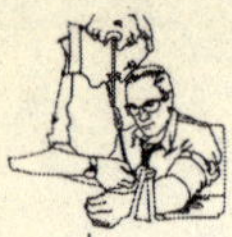

测，从而进一步检测患者24小时内血压变化。

确诊为高血压病的患者如何选择治疗，目前存在两种观点：一种是确诊高血压后，主张马上用药；另一种观点认为可先进行非药物治疗3～6个月。

1. 高血压病患者如果通过3～6个月的非药物治疗，血压控制良好，可继续维持。

2. 如无效，则应口服降压药物，不能因为年轻或无症状而不愿用药。

3. 一旦服用降压药，就要坚持每天服药，切不可三天打渔，两天晒网。

4. 不应该血压升高时服药，降到正常范围后停用，要坚持半年至一年后再根据情况减量或试停药。

5. 从小剂量开始服用。高血压病患者服降压药物治疗时，应先从小剂量开始服用，大约一周左右以后，如果血压控制不理想，可以考虑两种降压药物联合应用。

三"严"良语

对大多数病人来说，同时服用两种降压药，血压是能够降到理想水平的。当血压降到理想水平后，维持1～2个月，若血压一直保持稳定，再逐渐减第二种药，直到用"最小剂量"的降压药，维持血压在理想水平为止。这个"最小剂量"就叫维持量，维持量要坚持长期服用，不可随意停用，否则血压又会升高，导致前功尽弃，一切还得从头开始。

不要经常更换降压药物

有些高血压患者，服用降压药物后血压长年稳定，未见不良反应，但顾虑长期用一种药物是否会有副作用？是否会出现“耐药”？或听说有别的药效果特别好，于是更换药物。其实这是一大误区。

用了一种降压药，疗效满意，没有不良反应，就不应该调换。只有在用了该药后，疗效不佳或出现不良反应，医生才会给你换药。如果是降压疗效不够，血压未降到正常，但是没有不良反应，可能是剂量不足，就适当增加剂量。如果剂量已达足量，不能再增加，就要加另一种降压药，二药合用。如果有不良反应，且无法耐受，那就必须停用，改用其他类降压药。

调换降压药还有一个缺点，就是原来服用的一种降压药，是经过几次门诊，医生已摸索出的合适剂量，取得很好疗效，如果经常更换，那就要经常摸索剂量，不断调整。是否你对任何一种降压药都能取得同样的良好疗效，而又没有不良反应，也只能在实践中来显示，无法预测。这种不断调换，不断摸索剂量，其实没有什么意义。

另外，每个人对药物的适应性各不同，对别人效果好的药不一定对你合适。所以，降压药物不宜频繁更换。

❖特别关注❖

长期服降压药会产生耐药性吗

研究降压药的专家学者们早就考虑到降压药长期服用是否会产生耐药性的问题。市场上的降压药，都已经经过科学研究，如果长期服用会产生耐药性，则该降压药不能上市，国家的药品审查监督部门也就不会批准它。如果有很多优点，必须上市，那么就要在它的说明书上说明。所以，长期服药的患者不要担心会产生耐药性，但降压药是处方药，病人必须遵照医生指导用药。

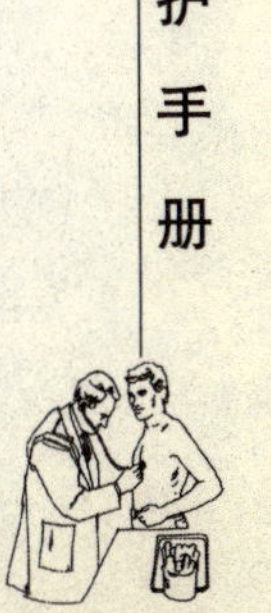

要学会自我调整降压药

高血压病是一种慢性疾病，多数患者需要长期甚至终身服药治疗，但由于诸多因素的限制，有些患者不可能随时就诊。所以，患者在治疗过程中，除了按照医生提出的治疗方案服药外，有时还要根据自己血压的实际变化、病情的好坏，需要随时进行适当的药物调节。

从临床实践来看，患者在治疗的过程中，若出现以下两种情况，可进行药物的调整：

情况一：虽然按医生建议仍在服药治疗，但患者的降压效果不明显，血压仍然持续在原来水平，或者遵医嘱服药后，血压不但不降，反而升高，并出现头痛、头晕、恶心等症状。在这种情况下，通常有以下几种解决方案：

1. 患者可以调整药物，如原来使用单一药物降压，此时将药物加服 1 次或多次，直至血压降至理想水平。

2. 有时为了立即奏效，患者可临时加服或舌下含化消心痛一片，无消心痛时口服心痛定也可。

3. 如果原来已按医嘱进行阶梯疗法服药时，也可采用加服其中的一种药物，用量和加服的次数要根据病情、症状来定。但原则上需从小剂量少次数开始，逐渐增加，直到血压恢复正常后再恢复原治疗方案。

4. 如果病情变化较大或自行调节药物后疗效仍不明显时，应请医生诊治，不可延误病情。

情况二：在治疗过程中，如果血压下降较快，同时伴有头晕甚至晕厥等脑部缺血症状时，应积极寻找原因。这时，患者可以采取以下的调整用药方案：

1. 假如因服药等治疗因素引起，应暂时将部分或全部药物停服，观察血压及病情变化。

2. 如果是非药物或治疗因素引起，如由于精神刺激、运动方式不正确或运动量过大等因素引起，应尽快解除这些不利因素，血压和症状也就逐渐恢复正常。

【专家出诊】

Q：高血压病患者家庭用药时，需要自备血压计吗？

A：在高血压病患者的家中，需要自备血压计，而且患者及其他家庭成员应学会正确地测量血压，观察血压变化，判断治疗效果，同时适当地调节药物品种和剂量。

自我进行药物的调节时，首先应对病情有详细的掌握，对药物性能要了解，而且还要严密监测血压和病情变化。另外，若自行调节2天后，血压及症状仍无改善，甚至病情加重时，应尽快请医生诊治或送医院治疗，不可麻痹大意。

服降压药有讲究

高血压病患者，传统的服药方法每日服药3次。这与新的服药方法有很大区别。新的服药方法是每天清晨醒后一次性服药。这种方法比传统服药所用的药量少一半，但效果却比传统服药方法效果好许多。

生理学的研究表明，高血压病患者的血压在清晨醒后变化最大，可以在数分钟之内迅速上升10～30毫米汞柱，接着午后血压会逐渐下降，晚上睡眠后，血压会进一步下降。

这种血压有规律的变化容易使患者在早晨和夜间发生脑中风。

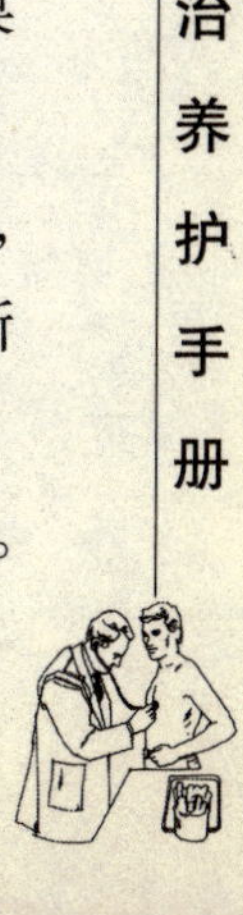

早晨容易发生脑出血，而夜间则容易发生脑缺血。而传统的服药方法没有全面考虑患者的血压变化规律，只是一味地考虑降低血压，结果使清晨时的血压控制不理想，而下午和夜间常使血压偏低，容易发生缺血性脑中风，即脑血栓。

合理的服药时间应根据药物类型和剂型加以选择。如短效降压药每日三次，第一次服药时间应在清晨醒后，下午6时之前是最后一次服药。也就是说患者在血压高峰出现前半小时至1小时服药的效果最好。患者不可在睡前或更晚时服用降压药。长效控、缓释制剂每日只服用一次，应在清晨醒后服用。

经研究发现，这种服用方法对防止上午血压升高有重要的意义，同时既能使白昼的血压得到良好的控制，又不使夜间的血压下降至过低，这种服药方式能够起到稳定24小时血压的目的。临床试验表明：这样服药比均衡用药的脑中风发生率降低50% ~70%。

❖特别关注❖

不同病情的患者，药物治疗的时间不同

对于高危和极高危患者，在确定了血压值后要尽快用药。

对于中危和低危患者，可受以下几点影响：

1. 征求患者对于治疗策略的要求。
2. 改良生活方式所能降低的血压值。
3. 其他危险因素的控制程度。
4. 医疗健康系统中医药资源的可用性。

不要间断服药

高血压病是一种慢性疾病，一般病程较长。一般来讲，Ⅱ、Ⅲ

期的高血压病是很难治愈的，往往需要终生服用降压药，在治疗期间血压降到正常，并不等于高血压病痊愈了，而是降压药物治疗的结果。

多数高血压病患者的病情反复，大多是因为病人对医生的依从性比较差所致，如一些病人服用降压药治疗时，当血压正常后就不服药了，几天后血压升高了，又开始服药。

这种间断服药的方法不仅达不到治疗的目的，还可能会出现血压的“反跳”现象，即停药后血压会升得更高，甚至会超过治疗前血压水平的反常现象。若患者的血压“反跳”得太高，很容易出现高血压脑病、脑出血等严重并发症。因此，高血压治疗是一个长期的过程，患者需要在专业医生指导下坚持长期服药。

近年来，市场上出现了品种繁多的以治疗高血压为目的的“降压鞋”、“降压戒指”、“降压仪”等保健器械，他们片面夸大其降压效果，从而使部分患者信以为真，甚至以此来取代正规的药物治疗，这是十分不科学的，请患者朋友提高警惕，以免受骗。

三“严”良语

高血压病患者必须“老老实实”在医生的指导下坚持长期服用药物，才能够保持血压的平稳和患者的安全。

常服止痛药增加患高血压病危险

美国哈佛大学医学院和哈佛公共卫生保健中心下属的波士顿Brigham女子医院用4年的时间对16031名身体健康、没有高血压病史、平均年龄为65岁的男性自愿者进行研究，结果显示：给志愿者每周服用布洛芬和萘普生频率超过6~7次，其罹患高血压的风险比不服用者增加了38%；而服用对乙酰氨基酚和阿司匹林，罹患高血压的风险则比不服用者分别增加了34%和26%。

美国心脏学会（AHA）在美国新一期《循环》杂志上公布的指南中提出：目前已有强有力的证据证实止痛药与心脏病和脑卒中等心脑疾病之间的相关性。有心脏病或有明确患心脏病高危因素的患者持续服用止痛药1年以上，将增加6%的死亡率。

美国心脏病学会主席警告说：药物不良反应的风险始终存在，对部分患者而言，药物治疗的“弊”有可能大于“利”。所以AHA希望临床医生能够充分认识到，止痛，不应该首选药物治疗。尽可能降低患者因服用药物而导致心脏病和脑卒中的发病率。相关专家还提出，临床医生必须尽可能地限制患者的用药剂量和频率，倘若必须服用药物来缓解各种急性或慢性疼痛，医生必须向患者交待明白，阐明这些止痛药可能产生的不良反应及严重后果。慢性疼痛的患者也应该注意首先选择非药物治疗，诸如运动、找朋友话疗、热疗、冷疗、理疗等方法来止痛。

❖特别关注❖

高血压患者慎用消炎痛

我们知道，消炎痛主要通过抑制体内前列腺素的合成而发挥作用。正常情况下，前列腺素存在于人体各个重要组织和体液中，具有强大和广泛的生物活性。它舒张血管的作用较强，通过扩张外周小动脉，使血流阻力下降；通过扩张肾动脉，使肾血流量增加，导致尿量增多，相对减少血容量。无论是扩张外周动脉还是扩张肾动脉，均使得血压降低。在使用了消炎痛后，体内的前列腺素合成受到抑制，水平降低，导致血管收缩，血压就会升高。

高血压病患者体内的前列腺素水平比正常人要低，如果使用消炎痛，由于体内前列腺素的合成受到抑制，前列腺素的水平会更低，血压在原有较高的基础上会继续升高，不利于治疗。此时即使使用降压药物，但由于消炎痛的作用，降压效果也不理想。

因此，高血压患者如果同时患有风湿等疾病，需要使用消炎镇痛类药物时，最好不用消炎痛，应在医生指导下改用其他药物。

降压药物与哪些常用药不宜合用

高血压患者，需长期服用降压药。在这很长的时间里，病人往往会因其他的疾病而需要服其他一些药。当病人去医院看病时，要如实地把病情以及正在服用的药物名称和剂量告诉医生。

患有以下疾病的高血压患者，尤其要引起注意，看清自己服用的药物，避免发生药物间的相互影响。最好是在专科医生指导下用药。

1. 关节炎。关节疼痛常用非淄固醇类抗炎药来消炎止痛，如消炎痛、布洛芬、扶他林等，当与血管紧张素转换酶抑制剂卡托普利、依那普利、苯那普利（洛汀新）等药，或利尿剂吲哚帕胺合用时会降低降压的效果。

2. 帕金森病。帕金森病的治疗需要服用左旋多巴，如与中枢抑制剂利血平和含有利血平的复方降压片合用，会影响降压疗效。

3. 肺结核。服用抗结核药物利福平时，会影响钙拮抗剂的降压效果。

4. 忧郁症。患有忧郁症的病人服用三环类抗抑郁药多虑平，会影响交感神经抑制性降压药可乐定、利血平的降压疗效。

5. 心律失常。抗心律失常药物，如奎尼丁、慢心律等都会减慢心率，而抗高血压药物β－阻滞剂的倍他乐克、氨酰心胺和钙拮抗剂缓释异博定、恬尔心等也都会对心脏传导有抑制作用，故不宜合用。服用胺碘酮时合用利尿剂吲哚帕胺会引起低血钾，加重心律

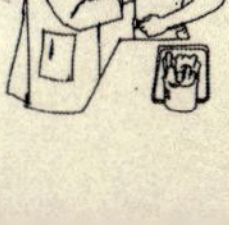

失常。

6. 心力衰竭。心力衰竭的病人使用洋地黄类地高辛时，服用钙拮抗剂硝苯地平、尼群地平、缓释异博定都会增加地高辛的血药浓度。

❖特别关注❖

正确对待降压药的不良反应

无论是中药，还是西药，都会产生不同程度的不良反应。药物不良反应在每个人中的表现不尽相同，有的人反应重且持久，有的人反应轻而短暂。对待药物的不良反应应采取正确的态度，实事求是。既要看到药物的降压作用，又要考虑到药物可能产生的不良反应，权衡利弊。如果你服用的药物有显著的降压疗效，而药物的不良反应不是很重，而且能够忍受，对人体的生理和生活没有造成大的影响，可以继续服用这种药物。反之，则应请教医生换药。

抗高血压药物大 PK

各类降压药物都可用于降压治疗的开始和维持，但是选择药物受到很多因素影响，包括：

1. 社会经济因素决定了不同国家或地区所用药物不同。

2. 每个患者发生心血管疾病的危险性。

3. 已存在靶器官损害，临床心血管疾病、肾脏疾病和糖尿病。

4. 与治疗其他疾病所用药物间的相互作用。

5. 心血管疾病危险性降低之证据的强度。

6. 对每一位患者，医师应综合分析所有因素，并进行个体化的治疗。

下表是常用抗高血压药物的选择原则，是治疗正常高值、Ⅰ级或Ⅱ级高血压患者的实用框图。

选择抗高血压药物的原则				
药物分类	强适应症	可能适应症	禁忌症	可能禁忌症
利尿剂	心力衰竭	糖尿病	痛风	血脂异常
	老年患者			性功能旺盛的男性
	收缩性高血压			
β阻滞剂	心绞痛	心力衰竭	哮喘和慢性阻塞性肺部病	血脂异常
	心肌梗塞后	妊娠		运动员和体力充沛的患者
	快速心率失常	糖尿病	心脏传导阻滞	
				周围血管疾病
ACE 抑制剂	心力衰竭		妊娠	双侧肾动脉狭窄
	左心室功能异常		高钾血症	
	心肌梗死后	糖尿病肾病		
钙拮抗剂	心绞痛	周围血管疾病	心脏传导阻滞	充血性心力衰竭
	老年患者			
	收缩期高血压			
α阻滞剂	前列腺肥大	糖耐量异常		直立性低血压
		血脂异常		
血管紧张素Ⅱ受体拮抗剂	ACE 抑制剂引起	心力衰竭	妊娠	
			双侧肾动脉狭窄	
		高钾血症		
注：aⅠ度Ⅱ度房室传导阻滞 b 维拉帕米或地尔硫 c 维拉帕米或地尔硫应该必免使用或极小心使用				

1. **利尿剂**

利尿剂是最有价值的抗高血压药物之一，利尿剂的许多副作用如低钾、糖耐量降低、室性早搏和阳痿多见于大剂量，每日 25 毫克

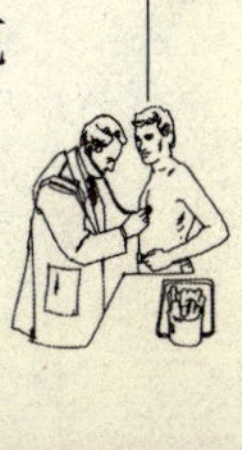

或12.5毫克，双氢克尿塞可以减少不良反应而仍然保持疗效。利尿剂特别推荐用于治疗老年收缩期高血压和黑人患者。

2. β阻滞剂

β肾上腺素能受体阻滞剂是一类安全、价廉和有效的药物，可作为单一药物治疗或与利尿剂、二氢吡啶类钙拮抗剂和α阻滞剂联合应用。心力衰竭曾经是使用标准剂量β阻滞剂的明确禁忌症，但现有初步证据表明，β阻滞剂从极小剂量开始，可对一些心力衰竭患者有好处。对于有呼吸道阻塞性疾病和周围血管疾病的患者，应避免使用β阻滞剂。有报道：在日本人中，β阻滞剂可加重痉挛性或变异性心绞痛，在黑人患者中常常效果较差。

3. ACE抑制剂

ACE抑制剂能安全、有效地降低血压。ACE抑制剂尤其能有效地降低心力衰竭患者的病残率和死亡率，能有效地延缓胰岛素依赖型糖尿病患者，特别是伴有蛋白尿患者肾脏病变的过程。其主要的不良反应是干咳，最严重的不良反应是极为罕见但可能致死的血管性水肿。ACE抑制剂在黑人患者中效果常较差。

4. 钙拮抗剂

钙拮抗剂能有效降低血压，且耐受性好。在老年收缩期高血压患者中有预防中风的效益，最好使用长效钙拮抗剂而避免使用短效制剂。钙拮抗剂特别推荐用于老年收缩期高血压病患者和黑人患者，副作用包括心动过速、潮红、踝部水肿和便秘。

5. 血管紧张素Ⅱ受体拮抗剂

血管紧张素Ⅱ受体拮抗剂是最近推出的一类抗高血压药物，它有许多与ACE抑制剂相同的特点，包括在心力衰竭患者中的特殊价值。尚无可靠证据表明其能减少高血压患者的心血管疾病危险性。这类药物较之ACE抑制剂的一大优点是没有咳嗽副作用。

6. α阻滞剂

α阻滞剂能安全、有效地降低血压。其主要副作用是体位低血压，在老年患者中这可能是特别重要的问题，故必须测量立位血压。这类药物对伴有血脂异常或糖耐量异常的患者较为适宜，但迄今尚无关于对高血压患者心血管疾病危险性影响的资料。

7. 其他药物

还有许多作用于中枢神经系统的降压药，其中一些是新药如利美尼定和莫索尼定；另外一些是老药如利血平、甲基多巴和可乐定，甲基多巴在妊娠高血压治疗中的地位已经确立。但是，作用于中枢神经系统的降压药通常比其他类降压药物有更严重的副作用。

【专家出诊】

Q：对付高血压的药性怎么选？

A：近年来，降压药有了很大的发展，现有许多药品可供选择，但各类药品的特点及对每个人的适合程度不同，只有因人而异对症下药才会有最佳的效果。有一些通用的准则，可以帮您选择理想降压药：

1. 降压疗效好且全天24小时平稳地降低血压，使血压波动性小。
2. 不良反应、副作用小，服用方便，能提高生活质量。
3. 不影响血脂、血糖等的代谢。
4. 能逆转并减少心脑及动脉硬化等并发症的发生。

常用降压药的使用说明书

医院常用的降压药目前有很多，算起来大致可分为以下几类：

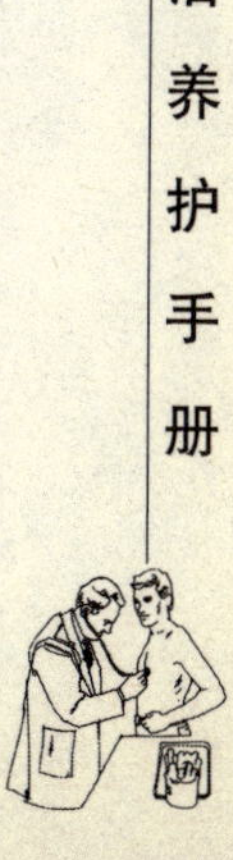

利尿降压药

氢氯噻嗪

【药品别名】

双氢氯噻嗪，双氢克尿塞，双氢氯消疾，双氢氯散疾。

【药理作用】

临床上用于各种水肿，尤其是对心脏性水肿疗效较好，各期高血压及尿崩症。本品还有降压作用，并能增强其他降压药的降压作用。降压效应弱但确实，临床上常作为基础降压药与其他降压药配伍应用。还有抗利尿作用，能减少尿崩症病人的尿量，但疗效不及脑垂体后叶素，作用机制不详。

【用法用量】

1. 治疗水肿每次 25～50 毫克，每日 25～100 毫克，每周 1～2 次服用。至恢复原体重后，可减至维持量。

2. 治疗心脏性水肿开始时用小剂量，每日 12.5～25 毫克，以免因盐及水分排泄过快而引起循环障碍或其他症状。同时要注意调整洋地黄用量，以免由于钾的丢失而导致洋地黄中毒。

3. 治疗肝硬化腹水最好与螺内酯合用，以防血钾过低诱发肝昏迷。

4. 治疗高血压多与其他降压药合用，可减少后者剂量，减少副作用。开始时每日 50～75 毫克，早晚两次分服。一周后减为每日 25～50 毫克的维持量。

【注意事项】

1. 服用期间，应定期检查血液电解质含量，如发现电解质有失平衡的早期症状如口干、衰弱、嗜睡、肌痛、腱反射消失等，应立即停药或减量。

2. 长期服用可致低钠血症、低氯血症和低钾血症性碱血症，后者是由于钠的再吸收受抑，有较多的钠运至远曲小管与钾交换而使钾明显丢失所致。故宜隔日或服药3～4日的间歇疗法，同时不应过分限制食盐的摄入量，多食用含钾食物或钾盐，以防血钾过低。

3. 停药时应逐渐减量，突然停药可能引起钠、氯及水的潴留。

4. 少数病例服药后可能产生肠胃道症状，如恶心、呕吐、腹泻、气胀以及皮肤症状，如皮疹、瘙痒症、疹块、光敏性皮炎等。有时还可引起晶尿，血中尿毒、尿酸浓度增高，后者导致潜伏的痛风发作。可引起血糖升高（可能与抑制胰岛素释放有关）。少数病例曾发生急性胰腺炎，血小板减少，甚或粒细胞缺乏及肝内阻塞型黄疸而致死，应加以注意。

5. 肝肾功能减退者和痛风、糖尿病患者慎用。

氨苯蝶啶

【药品别名】

三氨蝶啶。

【药理作用】

作用部位与螺内酯相同，抑制远曲小管和集合管皮质段对 Na^+ 的重吸收，增加 Na^+、Cl^- 排泄而利尿，对 K^+ 则有潴留作用，其留钾排钠作用与螺内酯相似，但本品不是醛固酮拮抗剂，用药后一般不必补充钾盐。与其他利尿剂如噻嗪类或螺内酯合用时，能显著增强各自的利尿作用和减轻不良反应。本品利尿作用较弱，但较迅速，服后1小时即产生利尿作用，4～6小时作用达高峰，药效可持续12～16小时。本品在肝脏内代谢，原形和代谢物主要由肾脏排泄，代谢物有无活性不详。临床上用于治疗心力衰竭、肝硬化和慢性肾炎等引起的顽固性水肿或腹水，亦用于对氢氯噻嗪或螺内酯无效的病例。

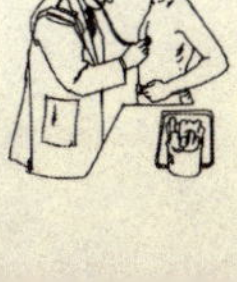

【用法用量】

口服：1日3次，1次50～100毫克，饭后服。隔日或连续应用。与氢氯噻嗪合用疗效更显著，两者均应减量。7天为一疗程。

【注意事项】

1. 服后偶出现恶心、呕吐、嗜睡、轻度腹泻、软弱、口干及皮疹等。

2. 大剂量长期使用或与螺内酯合用，可出现血钾过高现象，停药后症状可逐渐消失

3. 服药后多数患者出现淡蓝色荧光尿。

4. 孕妇及育龄的已婚妇女慎用，应随时注意血象变化、肝功能或其他特异反应。

5. 严重肝、肾功能不全者，有高钾血症倾向者忌用。

6. 应随时调整剂量。

呋塞米

【药品别名】

速尿，速尿灵，利尿灵，呋喃苯胺酸，利尿磺胺，腹安酸。

【药理作用】

临床上用于治疗心脏性水肿、肾性水肿、肝硬化腹水、机能障碍或血管障碍所引起的周围性水肿，并可促使上部尿道结石的排出。其利尿作用迅速、强大，多用于其它利尿药无效的严重病例。由于水、电解质丢失明显等原因，故不宜常规使用。静脉给药（20～80毫克）可治疗肺水肿和脑水肿。药物中毒时可用以加速毒物的排泄。

【用法用量】

1. 肌注或静注隔日1次，每次20毫克，必要时亦可1日1～2次。1日量视需要可增至120毫克。静注必须缓慢，不宜与其他药物混合注射。儿童用量酌减。

2. 口服开始时每日20～40毫克，以后根据需要可增至每日60

~120 毫克。当每日剂量超过 40 毫克时，可以每 4 小时 1 次分服。儿童口服量开始按每日 1 ~2 毫克，再视情况酌增。

长期（7 ~10 日）用药后利尿作用消失，故需长期应用者，宜采取间歇疗法：给药 1 ~3 日，停药 2 ~4 日。

【注意事项】

1. 可能出现轻微恶心、腹泻、药疹、瘙痒、视力模糊等副作用，有时可发生起立性眩晕、乏力、疲倦、肌肉痉挛、口渴，少数病例有白细胞减少，个别病例出现血小板减少、多形性红斑、直立性低血压。长期应用可致胃及十二指肠溃疡。

2. 由于能减少尿酸排出，故多次应用后能产生尿酸过多症，个别病人长期应用可产生急性痛风。痛风病患者慎用。

3. 糖尿病患者应用后可使血糖增高，糖尿病患者慎用。尽管其升血糖远较噻嗪类利尿药弱，但与降血糖药合并应用时，仍有使血糖增高的可能。

4. 由于利尿作用迅速、强大，因此要注意掌握开始剂量，防止过度利尿，引起脱水和电解质不平衡。

5. 肝炎病人服用后，因电解质（特别是 K^+）过度丢失易产生肝昏迷。严重肝功能不全患者慎用。

6. 长期大量用药时应注意检查血中电解质浓度。顽固性水肿患者特别容易出现低钾症状，在同时使用洋地黄或排钾的甾体激素时，更应注意补充钾盐。

7. 在脱水的同时，可出现可逆性血尿素氮水平的升高，如果肌酐水平不显著升高和肾功能无损害时，可继续使用本品。严重肾功能不全患者慎用。

8. 使用第一个月，要定期检查血清电解质、二氧化碳和血中尿素氮水平。与其他利尿药一样，当治疗进展中的肾脏疾患有血清尿素氮值增加和少尿现象发生时，应立即停止用药。

9. 能增强降压药的作用，故合并用药时，降压药的用量应适当

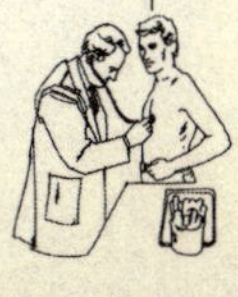

减少。

10. 因结构上是与氢氯噻嗪结构相似的磺胺型化合物，能降低动脉对升压胺（如去甲肾上腺素）的反应，并能增加肌松弛及麻痹作用，故手术前一周应停用。

11. 低钾血症、超量服用洋地黄、肝昏迷患者禁用。晚期肝硬化患者慎用。

12. 大剂量静注过快时，可出现听力减退或暂时性耳聋。不宜与氨基糖苷类抗生素配伍应用，因更易引起听力减退。

13. 孕妇禁用。小儿慎用。

β受体阻滞剂

普萘洛尔

【药品别名】

心得安。

【药理作用】

为β-受体阻断剂，能减慢心率，抑制心脏收缩力与房室传导。

【适应症】

主要用于各种原因所致的心律失常，但室性心动过速宜慎用。也用于治疗心绞痛和高血压。

【禁忌症】

哮喘、过敏性鼻炎、低血压、窦性心动过缓者禁用。

【不良反应】

可见乏力、嗜睡、失眠、低血压、心动过缓等，应注意。

【用法用量】

片剂，10毫克/片，口服抗心律失常，成人每次10～30毫克，每日3次，用量根据心律、心率、血压变化及病人的耐受情况及时调整用量。儿童用量每日0.5～1.0毫克/公斤体重，分次服用。抗心绞痛，开始5～10毫克，每日3～4次，每3日可增加10～20毫克。可渐增至每日200毫克，分次服。抗高血压，每次5～10毫克，每日3～4次，按需要及耐受情况逐渐调整用量。

【注意事项】

1. 孕妇、哺乳期妇女、糖尿病、肝肾功能不全、甲状腺功能低下、过敏性支气管炎等慎用。

2. 本药个体差异很大，用量宜从小到大，严格掌握。

3. 不宜与利血平、降血糖药、洋地黄类等合用。

4. 冠心病人、甲状腺功能亢进者，无论何种情况长期用药者，都不可骤然停药，须递减剂量，至少3天，一般为2周为好。

阿替洛尔

【药品别名】

氨酰心安。

【药理作用】

为选择性的β1阻滞剂，无膜稳定作用，无内在拟交感活性，无心肌抑制作用。对心脏有较大的选择性作用，而对血管及支气管的影响较小。

口服吸收仅50%，其口服生物利用度较低，服后1～3小时血浓度达峰值。主要以原形自尿排泄。作用持续时间较久，且比较安全。临床用于治疗高血压、心绞痛及心律失常。对青光眼也有效。

【用法用量】

口服，一般每日1次100毫克。用于心绞痛，每日1次100毫克，或每次25～50毫克，每日2次；用于高血压，每次50～100毫克，每日1～2次。青光眼用4%溶液滴眼。

【注意事项】

个别患者用后出现心动过缓。严重窦性心动过缓、房室传导阻

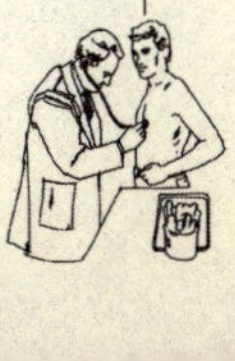

滞、心力衰竭患者及孕妇禁用。

美托洛尔

【药品别名】

美多洛尔，倍他乐克，甲氧乙心安，美多心安，酒石酸美托洛尔。

【适应症】

临床用于治疗各型高血压（可与利尿药和血管扩张剂合用）及心绞痛。本品静注对心律失常特别是室上性心律失常也有效。

【用量用法】

1. 口服：因个体差异较大，故剂量需个体化。一般情况下，用于高血压病，开始时每日 1 次 100 毫克，维持量为每日 1 次 100 ~ 200 毫克，必要时增至每日 400 毫克，早晚分服。用于心绞痛，每日 100 ~ 150 毫克，分 2 ~ 3 次服，必要时可增至每日 150 ~ 300 毫克。

2. 静注：用于心律失常，开始时 5 毫克（每分钟 1 ~ 2 毫克），隔 5 分钟重复注射，直至生效，一般总量为 10 ~ 15 毫克。

【注意事项】

1. 偶有胃部不适、眩晕、头痛、疲倦、失眠、恶梦等不良反应。

2. 哮喘病人不宜应用大剂量，应用一般剂量时也应分为 3 ~ 4 次服。

3. 心动过缓、糖尿病、甲亢患者及孕妇慎用。

4. Ⅱ、Ⅲ度房室传导阻滞、严重心动过缓及对洋地黄无效的心衰病人忌用。

5. 肝、肾功能不良者慎用。

钙离子拮抗剂

尼群地平

【药品别名】

硝苯甲乙吡啶。

【药理作用】

1. 为二氢吡啶类钙通道阻滞剂。

2. 抑制血管平滑肌和心肌的跨膜钙离子内流，但以血管作用为主，故其血管选择性较强。

3. 引起冠状动脉、肾小动脉等全身血管的扩张，产生降压作用。

【用法用量】

成人常用量：开始一次口服 10 毫克，每日 1 次，以后可根据情况调整为 20 毫克，每日 2 次。

【不良反应】

较少见的有头痛、面部潮红。少见的有头晕、恶心、低血压、足踝部水肿、心绞痛发作，一过性低血压。本品过敏者可出现过敏性肝炎、皮疹，甚至剥脱性皮炎等。

【使用禁忌】

对本品过敏及严重主动脉瓣狭窄的患者禁用。

【注意事项】

1. 少数病例可能出现血碱性磷酸酶增高。

2. 肝功能不全时血药浓度可增高，肾功能不全时对药代动力学影响小，以上情况慎用本品。

3. 绝大多数患者服用此药后仅有可以耐受的轻度低血压反应，但个别患者可出现严重的体循环低血压症状。这种反应常发生在初期调整药量期间或者增加药物用量的时候，特别是合用 β 受体阻滞剂时。故服用本品期间须定期测量血压。

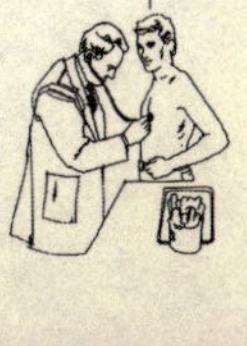

4. 极少数的患者，特别是有严重冠状动脉狭窄的患者，在服用此药或者增加剂量期间，心绞痛或心肌梗塞的发生率增加。其机制尚不明了。故服用本品期间须定期作心电图。

5. 少数接受β受体阻滞剂的患者在开始服用此药后可发生心力衰竭，有主动脉狭窄的患者这种危险性更大。

硝苯地平

【药品别名】

硝苯吡啶，心痛定，利心平。

【药理作用】

具有抑制 Ca^{2+} 内流作用，能松弛血管平滑肌，扩张冠状动脉，增加冠脉血流量，提高心肌对缺血的耐受性，同时能扩张周围小动脉，降低外周血管阻力，从而使血压下降。小剂量扩张冠状动脉时并不影响血压，为较好的抗心绞痛药。用作抗高血压药，没有一般血管扩张剂常有的水钠潴留和浮肿等不良反应。口服吸收良好，经10分钟生效，1～2小时达最大效应，作用维持6～7小时。舌下含服作用较口服迅速。喷雾给药10分钟即现降压作用，经1小时疗效最显著，约3小时后血压回升（个别可持续11小时）。静注10分钟内可降低血压21%～26%。

临床适用于预防和治疗冠心病心绞痛，特别是变异型心绞痛和冠状动脉痉挛所致心绞痛。对呼吸功能没有不良影响，故适用于患有呼吸道阻塞性疾病的心绞痛病人，其疗效优于β受体阻滞剂。还适用于各种类型的高血压，对顽固性、重度高血压也有较好疗效。由于能降低后负荷，对顽固性充血性心力衰竭亦有良好疗效，宜于长期服用。

【用法用量】

片剂：每片5毫克；10毫克。控释片：每片20毫克。胶丸剂：每丸5毫克。

胶囊剂：每胶囊5毫克；10毫克。喷雾剂：每瓶100毫克。

口服：1次5~10毫克，1日15~30毫克。急用时可舌下含服。对慢性心力衰竭，每6小时20毫克。

咽部喷药：每次1.5~2毫克（约喷3~4下）。

【注意事项】

1. 不良反应一般比较轻，初服者常见面部潮红，其次有心悸、窦性心动过速。个别有舌根麻木、口干、发汗、头痛、恶心、食欲不振等。

2. 低血压患者慎用，孕妇禁用。

马来酸氨氯地平

【药品别名】

伏络清，洛活喜。

【药理作用】

氨氯地平为钙离子阻滞剂，阻滞钙离子跨膜进入心肌和血管平滑肌细胞。氨氯地平抗高血压作用的机制是直接松弛血管平滑肌。缓解心绞痛的确切机制还未完全肯定，但可以扩张外周小动脉和冠状动脉，减少总外周血管阻力，解除冠状动脉痉挛，降低心脏的后负荷，减少心脏能量消耗和对氧的需求，从而缓解心绞痛。

【适应症】

1. 高血压病。可单独使用本品治疗也可与其它抗高血压药物合用。

2. 慢性稳定性心绞痛及变异型心绞痛。可单独使用本品治疗也可与其它抗心绞痛药物合用。

【用法用量】

1. 治疗高血压的初始剂量为5毫克，每日一次，最大剂量为10毫克，每日一次。虚弱或老年患者、伴有肝功能不全患者初始剂量为2.5毫克，每日一次，此剂量也可为原使用其它抗高血压药物治

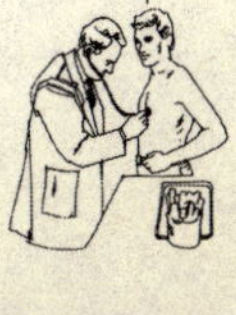

疗需加用本品时的治疗剂量。

剂量调整应根据患者个体反应进行。一般的剂量调整应在7～14天后开始进行。如临床需要，在对患者进行严密观测后，可更快地开始剂量调整。

2. 治疗心绞痛的初始剂量为5～10毫克，每日一次，老年及肝功能不全的患者建议使用较低剂量治疗，大多数人的有效剂量为每日10毫克。

【不良反应】

1. 口干，出汗增加，虚弱无力，背痛，全身不适，疼痛，体重增加或减少。

2. 低血压，高血糖、晕厥。

3. 排便习惯改变，消化不良（包括胃炎），牙龈增生，胰腺炎，呕吐。

4. 关节痛，肌肉痉挛性疼痛，肌痛。

5. 紫癜，血小板减少性紫癜。

6. 阳痿，失眠，态度改变。

7. 咳嗽，呼吸困难。

8. 脱发，皮肤变色。

9. 味觉错乱，耳鸣。

10. 尿频。

11. 血管炎。

12. 视力障碍。

13. 白细胞减少过敏反应罕见，包括瘙痒症，皮疹，血管源性水肿和多形红斑。

与其他的钙拮抗剂相似，也有心肌梗死，心律失常（包括心动过缓，室性心动过速和房颤）和胸痛。

【使用禁忌】

对二氢吡啶类药物或本品中任何成分过敏的病人禁用。

【注意事项】

1. 极少数患者特别是伴有严重冠状动脉阻塞性疾病的患者，在开始使用钙拮抗剂治疗或增加剂量出现心绞痛频率增加、时间延长或程度加重，或发生急性心肌梗塞，其作用机制目前尚不清楚。

2. 因本品的扩血管作用是逐渐产生的，故服用本品后发生急性低血压的情况很少有报道。严重的主动脉狭窄患者，当与其他外周血管扩张剂合用时，应引起注意。

3. 充血性心衰患者使用钙拮抗剂应谨慎。在对非缺血引起心衰的病人进行的长期，安慰剂对照研究中，虽然心衰恶化的发生率与安慰剂比无明显差异，但与氨氯地平有关的肺水肿报道有增加。

4. 肝功能受损病人的使用时，与其他所有拮抗剂相同，本品的半衰期在肝功能受损时延长，但尚未确定相应的推荐剂量，因此服用本品应谨慎。

5. 肾功能衰竭病人的使用时，氨氯地平的血药浓度与肾功能损害程度无相关性，因此可以采用正常剂量。本品不能被透析。

a 受体阻滞剂

哌唑嗪

【药品别名】

脉宁平。

【药理作用】

为短效 β_1 受体选择性阻滞剂，使周围血管平滑肌松弛，阻力下降，对心率无明显影响。用于轻、中度高血压，能降低心脏的前、后负荷，亦用于治疗心功能不全。

【功能主治】

适用于治疗轻、中度高血压，常与 β 受体阻滞剂或利尿剂合用，

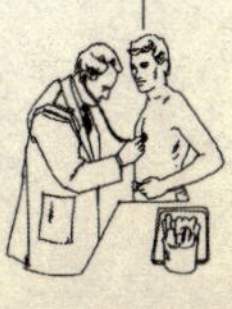

降压效果更好。由于本品既能扩张容量血管，降低前负荷，又能扩张阻力血管，降低后负荷，可用于治疗中、重度慢性充血性心力衰竭及心肌梗塞后心力衰竭。对常规疗法（洋地黄、利尿剂）无效或效果不显著的心力衰竭患者也有效。

【用法用量】

首剂0.5~1毫克，于睡前服用。此后可逐渐增至每日15毫克，分2~3次口服。

【不良反应】

首剂可有体位性低血压反应，可出现眩晕、疲劳、口干、头痛及恶心等。

【注意事项】

1. 初服时可有恶心、眩晕、头痛、嗜睡、心悸、体位性低血压，称为“首剂现象”，可于睡前服用或自0.5毫克开始服用以避免之。

2. 偶有口干、皮疹、发热性多关节炎等。

3. 严重心脏病、精神病患者慎用。

4. 过敏者忌用。

特拉唑嗪

【药品别名】

高特灵，降压宁，盐酸四喃唑嗪，四喃唑嗪。

【药理作用】

选择性α1肾上腺素受体阻滞剂，可以降低膀胱出口部位平滑肌张力，解除前列腺增生时由于平滑肌张力引起的排尿困难。亦可降低周围血管的阻力，使血压下降。

【适应症】

适用于高血压，亦可单独用于治疗良性前列腺增生症。

【用量用法】

口服：首次剂量每日不超过1毫克，临睡前服，以后第1周每晨服 1 毫克，每周每日递增 1 毫克，直至血压达到正常水平，即可改为维持量每日 8～10 毫克，5 周为 1 疗程。

（1）开始剂量每日 1 毫克夜间服用，可减少副作用，三四天后如无直立性低血压反应，可改用维持量。

（2）在我国特拉唑嗪治疗前列腺增生维持量为每日 2 毫克，夜间睡前服用。欧美人治疗前列腺增生维持量为每日 5 毫克。根据国人情况每日 2 毫克即可达到治疗目的。治疗高血压可和其他治疗药合用逐渐加量直到能控制血压，可达每日 5 毫克，个别有达每日 20 毫克。

【注意事项】

1. 不良反应轻微，主要有头痛、眩晕、嗜睡、乏力，偶有周围组织水肿、心慌、视力模糊等。服药后 2 周左右，上述不良反应常会自行消失。

2. 12 岁以下儿童及对本品过敏者禁用。

3. 注意避免发生体位性低血压。如病人感到头昏或心悸，应告诉医师以便重新考虑剂量，尤其是在开始用药时可以发生晕厥，在治疗中突然停药也可能发生晕厥。尤其是在开始服药时，应避免驾驶车辆和参加有危险的工作。

4. 第 1 次剂量不超过 1 毫克，且最好在临睡前服用。与其他降压药合用，会产生低血压。

血管紧张素Ⅱ受体阻滞剂

缬沙坦

【药品别名】

代文。

【药理作用】

抗高血压、轻中度原发性高血压，尤其适用肾脏损害所致继发性高血压。

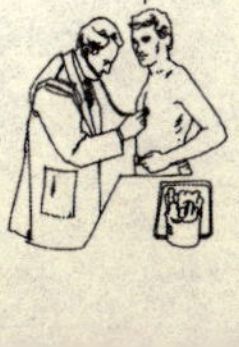

【不良反应】

2316 例代文患者经安慰剂对照试验表明，代文的总体不良反应发生率与安慰剂组相似。

【用法用量】

代文胶囊的推荐剂量为 80 毫克，每日一次，与种族、年龄或性别无关。抗高血压作用通常在服药 2 周内出现，4 周时达到最大疗效。对血压控制不满意的病人，每日用量可增至 160 毫克，或加用利尿剂。对肾功能不全患者或无胆管源性及胆汁瘀积型肝功能不全患者无需调节剂量。代文可与其它抗高血压药合用。

【注意事项】

1. 在严重缺钠和（或）血容量不足的病人，如服用大剂量利尿剂的患者，用代文开始治疗时，偶可发生症状性低血压。因此，在开始代文治疗前，应先纠正病人的低血钠和低血容量状况，如减少利尿剂用量。如发生低血压时，病人应仰卧，必要时可静脉滴注生理盐水，待血压稳定后可继续用本药治疗。

2. 曾给予 12 名因单侧肾动脉狭窄而导致的肾性高血压患者短期服用代文，未发现肾血流动力学、血清肌酐、或尿素氮有统计学意义的改变。但由于影响肾素 - 血管紧张素 - 醛固酮系统的药物有可能使双侧或单侧肾动脉狭窄病人的血尿素氮和血肌酐增加，故为安全起见，应注意监测患者的这些指标。

3. 对肾功能不全患者无需调整剂量。

4. 对肝功能不全患者无需调整剂量。缬沙坦主要以原形经胆汁消除，胆道梗塞患者的缬沙坦清除率降低。这类患者服用本药时，应特别慎重。

洛沙坦

【药品别名】

科素亚，氯沙坦钾，氯沙坦，芦沙坦，洛沙坦。

【适应症】

高血压。

【用量用法】

口服，每日 1 次 10 ~100 毫克。一般维持量每日 1 次 50 毫克，剂量增加，抗高血压效果不再增加。治疗 3 ~6 周后达到最大抗高血压效应。在部分病人中，每天剂量可增加到 100 毫克。血容量不足的病人（例如应用大量利尿剂）起始剂量应该为每天 1 次 25 毫克。

【禁忌症】

儿童，妊娠和哺乳妇女禁用。

【不良反应】

1. 轻微而短暂的头晕，剂量相关性体位性低血压。

2. 偶见皮疹、荨麻疹、血管神经性水肿，甚至出现面、唇或舌肿胀。

3. 腹泻及偏头痛。

4. 偶有高血钾，罕见 ALT 升高。

5. 敏感个体和动脉狭窄的病人可出现肾功能异常。

【注意事项】

血容量不足的病人应先补充血容量，减少起始剂量。有肝功能损害病人应使用较低剂量。

血管紧张素转换酶抑制剂（ACE 抑制剂）

益恒

【药品别名】

盐酸喹那普利片。

【药理作用】

本品为长效、口服 ACE 抑制剂，口服后在肝脏水解成具有活性的二酸型化合物，即喹那普利拉，可抑制血管紧张素转换酶，阻止血管

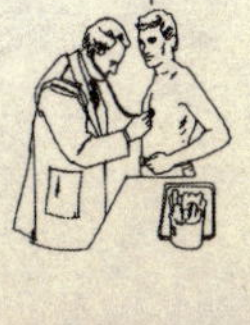

紧张素Ⅰ转换为血管紧张素Ⅱ，从而使血管紧张素Ⅱ所介导的血管收缩作用明显减弱，降低动脉的血管阻力，同时并抑制醛固酮的合成，减少醛固酮所产生的水和钠的潴留，使血压进一步下降，因而是一种安全强效的降压药物。本品具有持续24小时的长效降压作用，具有降低动脉静脉外周阻力的作用，也能对充血性心力衰竭发挥疗效。同时还有一定降血脂作用和抗动脉硬化作用。

【药品特点】

1. 半衰期长，每日1片，24小时平稳血压。

2. 安全与耐受性好，保护心、肝、肾等靶器官，特别适用于患有糖尿病、心绞痛、充血性心力衰竭和肾病的高血压患者。

3. 弥补了一般ACE抑制剂所存在的不足，最大程度地克服了干咳等不良反应的发生。

【适应症】高血压、充血性心力衰竭。

【用法用量】

本品口服后吸收迅速，不受食物影响。常用剂量每次10毫克，每日一次，本品与其它药物，如利尿剂联合使用可增加疗效。

【注意事项】

可出现首剂低血压反应。

中成药

杞菊地黄丸

该药具有滋肾阴、清肝热的作用，主要用于肾阴虚引起的有头晕、眼花、目涩、五心烦热、腰膝酸软等症状的年老体弱、病程较久的高血压病患者。口服每次9克，日服2次，适合长期服用。

脑立清

该药具有镇肝潜阳降逆作用，主要用于气血上逆的头目眩晕、头疼脑涨的高血压病患者。每次 10 ~ 15 粒，口服 2 ~ 3 次，饭后温开水送服。

清脑降压片

该药具有滋阴清肝、潜阳降压的综合作用，通常适用于头目眩晕、失眠烦躁、耳鸣耳聋、舌红少苔等肝阴虚、肝火旺的高血压病患者。口服每次 4 ~ 6 片，孕妇忌用。

龙胆泻肝丸

该药具有清肝火、泻湿热的作用，主要适用于年龄较轻、病程较短、具头痛、头胀、头热、小便短赤、舌红苔黄等肝经实热症状的高血压病患者。患者需要按肝火症状的轻重适量服用。口服每次 6 ~ 9 克，每日 2 ~ 3 次。

当归龙荟丸

该药具有清肝泻火、通便导滞的作用，通常适用于体质壮实、面红目赤、烦躁不安、大便秘结、头痛头晕较剧烈，甚至呕吐抽搐等肝火较盛的高血压病患者。每次 6 克，日服 2 ~ 3 次，饭后温开水送服。

三 "严"良语

哪些患者可停用降压药

一是那些通过治疗血压控制十分满意，且治疗时间较短（5 年以内）者可考虑逐步减药乃至停药。

二是血压上升幅度不大，如收缩压低于 145 毫米汞柱，舒张压低于 85 毫米汞柱，且无冠心病、糖尿病的高血压病患者可停药，改用变化生活方式手段来控制血压。

三是那些已查明"病根"的症状性高血压病，如肾动脉狭窄、甲

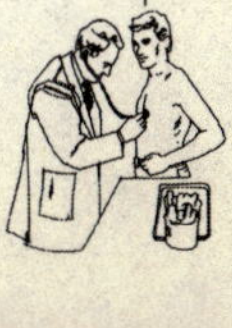

状腺功能亢进以及β胰岛细胞瘤的患者，治愈原发病后可以停用降压药物。

总之，高血压病患者减药停药都应在医生严密监控和指导下进行，千万不能急于求成，草率行事。

单一用药与联合用药治疗方略

1. 单一药物治疗

当各类降压药物在推荐剂量下用作单一药物治疗时，它们的降压程度非常相似。通常，血压的下降程度随开始治疗时的基础值而增加，但在典型情况下，经安慰剂校正后收缩压和舒张压平均都降低4%～8%。因而血压为160/95毫米汞柱的患者，单一药物治疗后通常收缩压下降7～13毫米汞柱，舒张压下降4～5毫米汞柱，对于很多高血压患者来说，如此程度的血压降低并不能达到理想水平或甚至不能达到非高血压的血压水平。

2. 联合药物治疗

研究已证明，不同类别的药物联合应用能较单用一种药物更大幅度地降低血压。联合用药的效益已为最近发表的HOT研究证实，在这个使90%以上患者血压降至90毫米汞柱以下的试验中，70%的患者必须采用联合药物治疗。联合使用降压作用相加的药物使血压降低的幅度大约是单用一种药物时的2倍，即约降低8%～15%，或使血压为160/95毫米汞柱患者的收缩压下降12～22毫米汞柱，舒张压下降7～12毫米汞柱。

3. 有效的联合用药组合

利尿剂和β阻滞剂。

利尿剂和ACE抑制剂（或血管紧张素Ⅱ受体拮抗剂）。

钙拮抗剂（二氢吡啶类）和β阻滞剂。

钙拮抗剂和 ACE 抑制剂。

α 阻滞剂和 β 阻滞剂。

不同类药物的有效联合使用可以因药物的主要作用机制不同产生相加的降压效果，同时又最大限度地减少了限制血压降低的代偿反应。作用机制相似的药物联合运用通常价值有限，因为它们的降压作用不能相加，或者因这些药物的副作用相似反而增加不良反应。

【专家出诊】

Q：什么是患者教育和治疗的顺从性？

A：医生和患者之间良好的沟通是高血压治疗成功所不可缺少的。应告知患者一些有帮助的信息，包括血压、高血压、危险性、预后，以及治疗可带来的益处和治疗所产生的副作用。不能建立良好沟通常常可导致患者不坚持治疗，高血压无法有效地控制。最好的解决方法之一是让患者参与治疗策略的制定。另一临床有用的方法是告知患者服药方式和副作用。培训护士也是一种有用途径。其他有帮助的方法包括应用家庭血压测量和让家属参与治疗方案。

妊娠期高血压用药

妊娠期高血压较多发生于妊娠 20 周后，属于妊高症（先兆子痫、子痫）的范畴。此时，血压升高，还伴有蛋白尿和水肿。

妊娠期高血压病，需要积极治疗。在选择药物时，要特别考虑妊娠期妇女特殊的生理变化，要选择那些能起到保护心脏、肾脏，并能维持子宫足够的血供应及不会危及胎儿的药物。常见的治疗高血压的六种药物选择与宜忌分析如下：

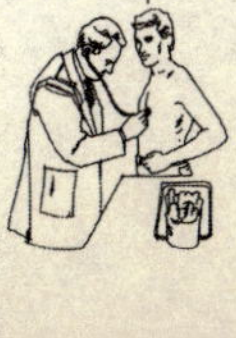

1. 钙拮抗剂

这类药品如硝苯地平或尼群地平，服用方便，见效快，能增加内脏的血供应，故可用来治疗妊娠期高血压。虽然此药有增加子宫收缩力的副作用，但从临床实践来看，短期用药还是可取的。剂量是每日3次，每次10毫克。

络活喜是长效的钙拮抗剂，每日服用1次即可，每次5毫克。

2. 甲基多巴

该药对母体及胎儿均属安全药品，可以服用。服药的一般剂量为每日3次，每次0.25毫克，以后根据血压适当调整剂量。

3. β受体阻滞剂

该类药品临床上常用的是倍他乐克，它有引起新生儿低血糖和心动过缓的可能，故应慎用。

4. 噻嗪类利尿药

这类药品有降低血容量、引起肾前性尿毒症的可能，并且会影响糖耐量，故在妊娠期是不宜使用的。

5. 血管紧张素转换酶抑制剂

这类药物虽有降低肾小球内压力和减轻蛋白尿的作用，但有致畸的危险，故孕妇不宜使用。

6. 血管紧张素Ⅱ受体拮抗剂

这类药物也有使胎儿致畸的危险，孕妇不宜使用。

❖特别关注❖

除了选择适当的降压药外，还必须重视“非药物疗法”，如避免情绪激动，注意休息，限制钠盐的摄入，适当多吃含钾丰富的新鲜蔬菜、水果，每天饮含钙丰富的鲜牛奶等。

对症状较轻的妊娠高血压，可以在家里休息，并积极服用降血压药，重症妊娠高血压必须住院，选用何种降压药应由医生根据不同的